健 康 长 三 角
理论与实践丛书

总主编 严隽琪

上海妇女保健体系研究

李 力 ——— 著

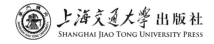
上海交通大學出版社
SHANGHAI JIAO TONG UNIVERSITY PRESS

内容提要

妇女担负着生育的责任,也承担更多的健康风险,维持妇女健康、保障生育安全对人类社会发展有极为重要的意义。为此,本书从妇女健康问题出发,运用适宜公共健康体系的评估框架与标准,通过多维度比较分析,对上海妇女保健体系进行了系统评估与量化探索,并以此为基础总结上海妇女保健体系的优势与不足,分析并验证问题之间的影响关系与根源,研制完善策略,为上海进一步完善妇女保健体系建设提供决策支撑。

图书在版编目(CIP)数据

上海妇女保健体系研究/ 李力著. —上海:上海
交通大学出版社,2023.11
ISBN 978-7-313-29675-7

Ⅰ.①上… Ⅱ.①李… Ⅲ.①妇女保健学—研究—上
海 Ⅳ.①R173

中国国家版本馆 CIP 数据核字(2023)第 201790 号

上海妇女保健体系研究
SHANGHAI FUNÜ BAOJIAN TIXI YANJIU

著   者:李 力
出版发行:上海交通大学出版社   地   址:上海市番禺路 951 号
邮政编码:200030   电   话:021-64071208
印   制:上海新华印刷有限公司   经   销:全国新华书店
开   本:710 mm×1000 mm 1/16   印   张:13.75
字   数:222 千字
版   次:2023 年 11 月第 1 版   印   次:2023 年 11 月第 1 次印刷
书   号:ISBN 978-7-313-29675-7
定   价:68.00 元

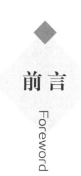

前 言
Foreword

　　妇女在生理上具有特殊性,需经历月经来潮、怀孕、生育、哺乳和绝经等特殊的过程,若没有正确的保健措施,很容易罹患多种疾病。妇女对社会发展具有重要意义,妇女的保健工作受到国内外的共同关注。

　　上海一贯重视妇女保健工作,并取得令人瞩目的成绩。关键指标孕产妇死亡率已达发达国家先进水平。然而上海妇女保健体系仍面临诸多挑战。流动人口服务利用及健康结果与户籍人口之间仍有较大差距。二胎政策开放以来,危重症、高龄产妇比例上升,妊娠糖尿病、高血压以及巨大儿等也增幅明显。上海城市发展的目标是建设卓越的全球城市。一流的城市需要一流的健康水平与之相配,"保持妇女健康的国际水准"是《上海市妇女儿童发展"十三五"规划》提出的新目标。面对目标与挑战,上海仍需要继续完善妇女保健体系建设。正确评估是科学决策的基础,对上海妇女保健体系进行系统评估与改进策略研究正是回应了上海维持并持续改善妇女健康的需要。

　　纵观国内外研究,对妇女保健体系的评估已有较多的研究与实践,但在系统性与量化比较方面仍有一定不足。既有研究多集中于对妇女保健体系投入产出,服务质量的评估,少见结合外部环境,人口需要等的整体评估。多集中于对单一问题的评估,而缺乏对妇女保健所有问题的全面评估。量化比较多集中于过程与结果,少见针对妇女保健体系外部环境、管理机制等方面的量化探索。聚焦上海,未见既有评估研究与实践系统地反映了上海妇女保健体系的全貌,也未见有研究对上海与其他同类型城市妇女保健体系进行系统比较。目前上海妇女保健体系建设整体情况如何,存在哪些优势与不足,问题之间如何相互影响,继续完善上海妇女保健体系的重点是什么? 这些问题仍需要对上海妇女保健体系进行系统评估后才能予以回答。

为系统地评估上海妇女保健体系建设的现况，研究团队前期归纳总结了目前政府必然面对的妇女保健问题，包括育龄期、孕产期以及更年期三个问题类型，可分为优生优育、不孕不育、意外妊娠、产前保健、产时安全等 10 个具体妇女保健问题。构建了用于系统评估妇女保健体系的理论框架，共包含社会环境、资源配置、组织架构、管理运行、功能服务、公众需要关注、公众需要把握以及自然等风险因素把控 8 个体系评估要素。本书对上海妇女保健体系的评估主要遵循此理论框架。

为使评估更加充分，本书采用多维度比较的思路，通过与同类城市北京、纽约比较，与适宜标准比较，与工作开展最好的领域比较，以及自身纵向比较，系统评估并明确上海妇女保健体系的现状、优势与不足。同时，运用规范差距分析法，结合评估标准，对评估结果进行了初步量化探索，并运用相关分析与单因素回归分析等方法，验证评估结果对妇女健康结果的影响关系。

在系统评估比较的基础上，结合专家论证，本书总结归纳了上海目前妇女保健体系建设的主要优势与待完善之处。遵循政策问题根源分析程式，借助卫生系统宏观模型的逻辑，运用归因分析在理论上分析了上海妇女保健体系的问题根源、突破口与作用机制。运用敏感性分析、弹性系数法以及主成分回归分析等方法量化验证突破口的带动作用。进而通过回归分析模拟了以突破口推动妇女保健体系完善的预期效果，并提出了上海继续完善妇女保健体系的配套策略。

经评估，上海妇女保健体系建设整体上优于同类城市北京与纽约，尤其是在组织协调与孕产期保健管理上保持明显优势，上海妇女保健体系已取得令人瞩目的成绩。卫生系统高度重视、管理模式创新以及责任机制保障是上海妇女保健体系建设的成功经验。卫生以外的相关部门妇女保健职责不明确，相应妇女保健工作落实不到位，财力、人力等资源仍未能满足妇女保健工作的需求，保健工作难以与临床有效结合，是目前上海妇女保健体系的主要短板。优化保健临床结合导向的资源投入与筹资模式，以制度化保障卫生系统外部的妇女保健工作落实，继续保持卫生系统高度重视并提升管理效能，是上海继续完善妇女保健体系的重点方向。若能形成全社会重视并参与妇女保健的氛围，以明确职责为抓手落实配套政策，推动体系整体完善，上海妇女保健体系有望在短期内达到国际一流水平。本书采用的"适宜公共卫生体系评估标准"，用于系统评估上海、北京与纽约的妇女保健体系的状况将具备较好的可行性。

目录

Contents

第一章

适宜妇女保健体系的评估方法

现代卫生体系面临越来越复杂的决策环境,正确掌握体系运行发展状况是正确决策的重要保证,这就需要经常地对体系运行发展状况进行系统的评估。系统评估需要遵循一定的系统方法,"适宜公共卫生体系"的相关理论框架及评估标准,是本书所采用的主要方法。本章将从概念界定、模型程序、资料来源、控制方法等方面对该方法进行介绍。

一、适宜妇女保健体系评估的概念界定

(一) 何为"妇女保健体系"

越来越多人以"系统(体系)"的概念解释卫生工作。世界卫生组织在其《2000年世界卫生报告——卫生体系:改进业绩》中将"卫生体系"界定为:"包括以促进、恢复和维护健康为基本目标的所有行动。"[①]既包含"正规的卫生服务,包括个人医疗的专业服务",也包括"那些旨在通过影响非卫生系统的运作来间接促进健康的行动"。该报告指出:"界定一个体系并不意味着任何程度的集中,也不意味着有人统一负责构成整个卫生体系的各种活动。每个国家都有一个'卫生体系',无论它如何被分割成各个不同的组织或无论它的运作看上去多么的不系统。"

要准确评估上海妇女保健体系的建设状况,首先就需要明确"何为妇女保健体系"。参考《追求卓越——构建适宜公共健康体系》一书对"公共卫生体系"的经典

---

① 世界卫生组织.2000 年世界卫生报告——卫生体系:改进业绩[M].北京:人民卫生出版社,2000:2.

界定①,本书认为"妇女保健体系"是指:一个国家(地区)为了妇女健康,由政府主导,相关部门、专业机构、其他组织等各尽其责、协作联动,综合运用法律规制、组织保障、管理机制、资源配置、技术支撑等措施,向全社会提供妇女保健服务的有机整体。

(二) 公众必然面对的妇女保健问题

不同生命阶段,妇女面对的主要健康问题也不相同。系统地评估妇女保健体系,需要首先对这些健康问题进行梳理分类。为此,以两类错误控制在 1% 进行系统抽样,借鉴边界分析思路并结合多重论证,在确保问题代表性和分析可信度基础上,本书首先对妇女保健问题进行了整理归纳,按生命周期将其分为育龄期保健、孕产期保健、更年期保健 3 个类型,共计包含 10 类妇女健康问题。如表 1-1 所示,具体分为 3 个方面。① 育龄期保健:婚前检查、计划生育(优生优育)、不孕不育的干预、不安全的人工流产、非意愿妊娠。② 孕产期保健:高危筛查与管理、产前常规保健、产时安全、产后访视。③ 更年期保健:更年期抑郁。

表 1-1　公众面对的妇女保健问题

妇女保健	育龄期保健	婚前检查:遗传性疾病等影响生育的疾病的筛检
		优生优育:家庭计划(计划生育)
		不孕不育的干预
		不安全的人工流产
		非意愿妊娠和意外怀孕
	孕产期保健	高危筛查与管理:妊娠期高血压、妊娠糖尿病、异位妊娠、早产与自发性流产
		产前常规保健工作:母婴疾病阻断、孕产妇营养性疾病(包括夜盲症、贫血)、生殖道感染、孕产妇腹泻等
		产时安全:产时感染、产时出血、新生儿窒息
		产后访视:产后败血症、产后抑郁症
	更年期保健	更年期抑郁

① 郝模.追求卓越——构建适宜公共健康体系[M].北京:中共中央党校出版社,2021:53.

（三）适宜妇女保健体系的理论框架与评估标准

研究团队综合国内外研究,结合"卫生系统宏观模型"[①]的概念维度,总结归纳了公共卫生体系的8个要素,并以此作为系统评估公共卫生体系适宜程度的理论框架。具体包括:资源配置的适宜程度、组织体系的完善程度、管理运行的完善程度、功能服务的健全程度、关注公众需要的程度、把握公众需要的程度、社会环境的支撑程度、自然因素的把控程度。认可率达88.8%—93.3%。

在此理论框架下,经文献系统分析与专家论证,针对评估框架的各个要素与子要素,确认了共计63项适宜公共卫生体系的定位,作为评估标准(详见表1-2)。以"组织体系的完善程度"为例,研究确认,适宜公共卫生体系的组织体系应具备下列特征:① 子体系完备。广泛覆盖公众健康需要,并能关注、回应且最大限度满足公众健康的重点需要,如妇女孕产期保健需要等。② 子体系内部的组织架构完备。包含不同层级的政府及相关部门、专业机构、其他组织等。③ 具有权威的统一协调机构。能以计划、行政、监督、指导等手段,统筹协调不同子体系、相关部门与专业机构等有效发挥作用。④ 各方职责明确。子体系、政府及相关部门、专业机构等任务清晰、权责明确,避免职能交叉、重叠。

表 1 - 2　适宜公共卫生体系评估标准

框架	要　素	定　位	权重	测　算　公　式
宏观环境	1. 社会环境的支撑程度（权重＝0.125） 1.1　政策对体系的决定程度（权重＝0.301）	—	0.125	
		1.1.1　健康战略:把健康作为国家（地区）的优先发展战略	0.258	一个国家（地区）健康优先战略的优先程度(%)＝发布健康优先发展战略赋值×校正系数×100%
		1.1.2　规范引导:将优先发展战略衍化为一系列可操作的法律、法规、政策、规划和措施等,起到规范和引导效应	0.209	……

---

① 郝模,马安宁,王志锋,等.卫生政策学(第2版)[M].北京:人民卫生出版社,2013:12-13.

续　表

框架	要　素	定　位	权重	测算公式
宏观环境	1. 社会环境的支撑程度（权重＝0.125） 1.1　政策对体系的决定程度（权重＝0.301）	1.1.3　职责明确：相关部门、专业机构及其他组织等依据优先战略划分职责任务	0.198	……
		1.1.4　任务落实：各方围绕公众健康目标，各司其职、协作配合，健康优先战略及其任务切实得以落实	0.174	……
		1.1.5　考核评估：将公共卫生体系运行效果纳入政府的考核评估体系，并作为各相关方业绩考评的重要依据	0.162	……
	1.2　法律对体系的保障程度（权重＝0.246）	1.2.1　法规完备：法律规制应覆盖子体系、相关部门、专业机构及其他组织等	0.262	一个国家（地区）公共卫生体系的法律法规的完备程度（%）＝法律框架覆盖程度×文本形式完备程度×（覆盖主要部门（机构）的程度＋覆盖某一领域程度）/2
		1.2.2　地位法定：以法律的形式明确规定体系的地位、目标、行为规范和各方的权责关系等	0.261	……
		1.2.3　刚性约束：对体系各相关方行为均具有约束力，能够促使相关部门、专业机构等有效落实规定和要求	0.256	……
		1.2.4　完善措施：能主动弥补相关法律规制的欠缺，针对特定区域、特定问题和特定需要因地制宜开展完善性补充	0.221	……
	1.3　经济对体系的支撑程度（权重＝0.225）	1.3.1　健康优先战略具有优先的制度保障的资源配置	0.304	一个国家（地区）公共卫生资源优先配置的制度保障程度（%）＝（财力资源的优先程度＋人力资源的优先程度）/2×100%

框架	要　素	定　位	权重	测算公式
宏观环境	1.3　经济对体系的支撑程度（权重＝0.225）	1.3.2　围绕健康优先战略衍化的公众健康相关政策、规划和措施，优先配置相应的资源	0.248	……
		1.3.3　根据职责分工，优先保证相关部门、专业机构、其他组织等履行职能所需的资源投入	0.244	……
		1.3.4　根据落实情况与政府考核评估结果，对相关部门、专业机构、其他组织等给予相应的奖励或惩罚	0.204	……
	1.4　文化对体系的引领程度（权重＝0.198）	1.4.1　与时俱进地掌握公共卫生相关学科理论和技术方法，并能够转化为实践应用	0.310	一个国家(地区)公共卫生领域先进技术的掌握程度（％）＝（专业机构和相关部门的研究活跃度＋研究机构的研究活跃度）/2×100％
		1.4.2　社会各方尤其是政府以及相关部门的决策和执行者，广泛认可公共卫生的价值	0.351	……
		1.4.3　形成公众参与、共建共享的健康价值观和社会氛围，以促进健康素养的提升	0.339	……
结构	2.资源配置的适宜程度（权重＝0.141） 2.1　人力资源的适宜程度（权重＝0.316）	—	0.141	……
		2.1.1　规模适宜：相关部门、专业机构的人员数量能够满足工作任务开展的需要	0.326	一个国家(地区)公共卫生人力资源规模的适宜程度（％）＝（1－人员数量不足问题平均严重程度/5）×100％
		2.1.2　能力胜任：人员结构和素质能够支撑专业工作的需要	0.352	……

框架	要　素	定　　位	权重	测　算　公　式
结构	2.2　财力资源的适宜程度（权重＝0.300）	2.1.3　激励有效：具有确保人员积极性和稳定性的有效激励机制，不断提升工作能力	0.324	……
		2.2.1　政府负责：确立公众健康优先的筹资渠道	0.388	一个国家（地区）公共卫生财力资源配置政府的主导程度（%）＝（1－政府未起到主导作用的程度/5）×100%
		2.2.2　投入适宜：投入足以维持相关部门、专业机构等的有效运行	0.326	……
		2.2.3　稳定增长：适宜投入基础上，具有制度保障的稳定增长	0.286	……
	2.3　物力资源的适宜程度（权重＝0.191）	2.3.1　数量适宜：设施、设备和物资的数量能够保障工作任务落实，重点领域的专业设备配置适度超前	0.296	一个国家（地区）公共卫生物力资源数量的充足程度（%）＝（1－物力数量不足的程度/5）×100%
		2.3.2　品种齐全：设施、设备和物资的种类与结构能够保障功能实现	0.259	……
		2.3.3　质量保证：设施、设备和物资符合标准要求并维护良好	0.246	……
		2.3.4　更新及时：具有折旧更新制度，保障物力提供的可持续性	0.199	……
	2.4　信息资源的适宜程度（权重＝0.193）	2.4.1　广泛收集：收集各类公众健康相关信息，建有覆盖相关部门、专业机构和其他组织等的信息系统	0.329	一个国家（地区）公共卫生信息资源广泛收集的程度（%）＝（信息系统建立程度×信息系统具备的能力程度）×100%

框架	要　素	定　位	权重	测算公式
结构	2.4　信息资源的适宜程度（权重＝0.193）	2.4.2　有效利用：能实时分析利用各类信息，及时准确把握公众的健康需要与变化，提供预测与预警，支撑快速反应和科学决策	0.357	……
		2.4.3　互联共享：相关信息能够在政府、相关部门、专业机构和其他组织间跨部门、跨领域交流共享	0.314	……
	3.组织体系的完善程度（权重＝0.144）	3.1　子体系完备：广泛覆盖公众健康需要，并能关注、回应且最大限度满足公众健康的重点需要，如慢性病防治与管理、老龄人口健康管理等	0.525	一个国家(地区)组织架构的齐全程度(％)＝(组织架构的基本齐全程度＋组织架构主要部门(机构)的覆盖程度)/2×100％
		3.2　子体系内部的组织架构完备：包含不同层级的政府及相关部门、专业机构、其他组织等		……
		3.3　具有权威的统一协调机构：能以计划、行政、监督、指导等手段，统筹协调不同子体系、相关部门与专业机构等有效发挥作用	0.260	……
		3.4　各方职责明确：子体系、政府及相关部门、专业机构等任务清晰、权责明确，避免职能交叉、重叠	0.215	……
	4.管理运行的完善程度（权重＝0.122） 4.1　管理与监控机制健全程度（权重＝0.257）	—	0.122	……
		4.1.1　针对体系及子体系，具有完善的管理和监控机制	0.355	一个国家(地区)管理与监控机制齐全程度(％)＝管理与监控机制的内容形式完备程度×管理与监控机制对各方职责分工的明确程度×100％

框架	要　素	定　位	权重	测　算　公　式
结构	4.2　计划与评估机制健全程度（权重＝0.241）	4.1.2　管理与监控机制具有权威与实效,并具有强有力的技术与专业支撑	0.323	……
		4.1.3　管理与监控机制能够有效落实,能够严格约束与切实影响相关方的行为	0.323	……
		4.2.1　具有围绕公众健康的中长期发展战略,子体系及其相关部门、专业机构等围绕其制定相应计划	0.245	一个国家（地区）制定中长期目标的公共卫生问题范围（%）＝制定中长期目标的公共卫生问题数/公认的公共卫生问题总数×100%
		4.2.2　发展战略和各类计划关注重点问题与重点人群	0.267	……
		4.2.3　评估指标体系以公众健康为导向,必须纳入主要健康状况指标	0.246	……
		4.2.4　子体系及其相关部门、专业机构等能够有效落实发展战略与计划,执行评估标准	0.242	……
	4.3　筹资与补偿机制健全程度（权重＝0.280）	4.3.1　投入适宜、保障有力并稳定增长的筹资与补偿机制	0.365	一个国家（地区）筹资与补偿机制明确经费投入水平的程度（%）＝（经费投入总量明确程度赋值＋经费增长幅度明确程度赋值）/6×100%
		4.3.2　对政府作为筹资与补偿主导者的地位具有制度规范和刚性约束力	0.343	……
		4.3.3　相关部门能够有效执行筹资与补偿机制规定,无违背和不符补偿原则的现象	0.286	……

续　表

框架	要　素	定　　位	权重	测　算　公　式
结构	4.4　协调与持续机制健全程度（权重＝0.226）	4.4.1　具有统筹协调公共卫生体系与其他体系、子体系之间、子体系内部的机制	0.295	一个国家（地区）协调机制的覆盖范围（％）＝［纳入协调机制覆盖范围的部门（机构）总数］/［应有的部门（机构）总数］×100％
		4.4.2　具有以公众健康目标实现程度为导向的机构和人员激励机制	0.256	……
		4.4.3　协调机制与激励机制等具有权威性	0.215	……
		4.4.4　机制切实执行与落实，实现政府主导，相关部门、专业机构、其他组织等各尽其责、协作联动	0.228	……
过程	5. 功能服务的健全程度（权重＝0.118）	5.1　功能健全：覆盖公众健康的主要方面，且有相应的子体系承担	0.574	一个国家（地区）功能服务与公众需要匹配程度（％）＝一级预防主要功能服务及定量可考程度×60％＋二级预防主要功能服务及定量可考程度×30％＋三级预防主要功能服务及定量可考程度×10％
		5.2　满足需要：覆盖全人群，尤其是满足重点人群与解决重点问题的需要		
		5.3　公平可及：确保城乡、不同族群、不同区域、不同收入人群，以及妇女、儿童、老年人口、流动人口等人群获得服务的公平性，并最大程度确保服务对象能够方便、快捷地获得服务	0.249	……
		5.4　兼顾效率：在满足公平的前提下，兼顾效率，即追求高效率的公平	0.188	……

框架	要　素	定　位	权重	测　算　公　式
过程	6. 把握公众需要的程度（权重＝0.108）	6.1　准确识别：系统收集并正确把握公众健康需要	0.364	一个国家（地区）政府等把握公众健康需要的程度（％）＝〔关注的权威程度＋关注的及时程度＋关注的连续程度)÷3〕×(最具权威报告信息收集的系统程度×把握公众需要的可信程度)×100％
		6.2　科学决策：针对公众需要制定发展战略、做出科学决策	0.341	……
		6.3　动态调整：根据公众健康需要适时动态调整相应功能,提供适宜服务,最大限度满足公众需要,尤其关注重点人群和解决重点问题的需要	0.295	……
	7. 自然因素的把控程度（权重＝0.104）	7.1　风险监测：建立健全风险因素的监测网络,识别主要风险因素,掌握本底情况、作用规律及危害程度	0.221	一个国家（地区）公共卫生体系识别的实际程度（％）＝该地区平均发布报告或文献数/发布的适宜标准数×100％
		7.2　风险预警：具备对主要风险变化及趋势的及时预测预警能力	0.221	……
		7.3　风险防控：及时采取降低和消除主要健康风险的有效干预和控制措施	0.213	……
		7.4　应急响应：具有完善的应急处置和救援体系,能够有效应对风险爆发	0.187	……
		7.5　效果评估：建立干预控制效果的评估机制	0.164	……

续　表

框架	要　素	定　　位	权重	测　算　公　式
结果	8. 关注公众需要的程度（权重＝0.145）	8.1　目标一致：子体系及其相关部门、专业机构和社会组织，均能以保障公众健康、促进社会发展为统一目标和发展方向，比如疾病预防控制和医疗服务等子体系应该以不生病、少生病等为共同目标	0.223	一个国家（地区）公共卫生问题被关注范围（％）＝设置防制目标的公共卫生问题数/公认的公共卫生问题总数×100％
		8.2　分工明确：各子体系及其相关部门、专业机构等，依据共同目标清晰地衍化出相应的职责和任务	0.266	……
		8.3　科学合理：目标的设置因地制宜，在适宜的基础上充分体现努力方向和先进性	0.218	……
		8.4　需要导向：广泛体现公众健康需要，适时扩大服务覆盖范围	0.294	……

二、适宜妇女保健体系评估的模型程序

（一）卫生系统宏观模型

"卫生系统宏观模型"是应用系统论对卫生系统的运作规律进行描述的理论框架模型，在丰富"结构—过程—结果"①三个维度内涵的基础上，强调了宏观环境等对公共卫生系统的影响。其基本原理是：模型的外部子模体现外在动力，对内部子模起决定性作用；内部子模遵循"结构—过程—结果"的思路（见图 1-1）。卫生系统宏观模型原理提示，卫生系统的构成虽然繁杂，但依据一定规律运作，可用一系列子模表达，且子模之间的联系提示

---

① Handler A，Issel M，Turnock B. A conceptual framework to measure performance of the public health system[J]. Am J Public Health，2001，91(8)：1235 - 1239.

各种因素之间的相互依赖和作用关系。每一子模都有特定的内涵、范围，可用相关概念或维度来解释，每一个概念或维度可用一批相应的指标来表达。

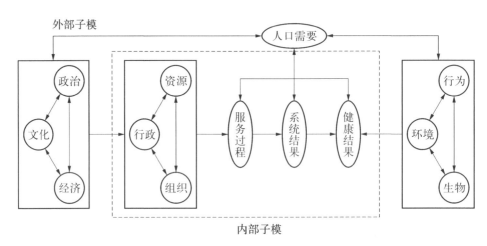

图1-1　卫生系统宏观模型及其子模作用关系

妇女保健体系也是卫生系统的有机组成部分，同样遵循着"卫生系统宏观模型"的运作规律。本书从"宏观环境—结构—过程—结果"四个维度对上海妇女保健体系建设进行系统评估与分析，并运用"卫生系统宏观模型"子模间的影响关系，指导上海妇女保健体系的问题根源分析、突破口效果模拟及配套策略研制等研究过程。此模型指导了本书的整个过程。

（二）政策制定科学化程序

本书选用"政策制定科学化程序"作为指导性研究方法之一，该方法将政策制定建立在科学研究的基础上，作为政策分析和研究者的指导性研究方法具有科学性和可操作性。如图1-2所示，该方法为制定高价值政策的一整套思路、步骤与方法，包含7个逻辑相关联的步骤：① 政策问题确认；② 政策问题根源分析；③ 政策方案研制；④ 政策方案可行性论证；⑤ 政策执行；⑥ 政策评估；⑦ 确定政策去向。

本书主要借鉴该方法中前三个步骤，即"政策问题确认""政策问题根源分析"和"政策方案研制"，指导上海妇女保健体系主要优势与不足总结、问题根源与突破口分析及配套策略研制等研究过程。

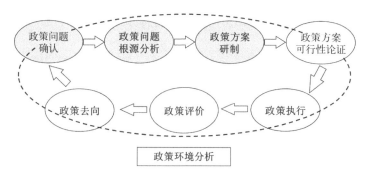

图 1 - 2 政策制定科学化程序示意图

三、适宜妇女保健体系评估的基本方法

(一) 基于"适宜公共卫生体系评估标准"的规范差距分析法

1. 适宜公共卫生体系评估标准

首先,以"公开公正、逻辑合理、科学可行、客观可比"为原则,运用边界分析、文献计量分析、专家咨询论证等方法,遵循卫生系统宏观模型运作规律,构建了包含 8 个要素 63 个定位的体系评估框架;其次,基于"子模—概念/定位—指标"的逻辑思路,通过敏感度分析和 15 轮名义团体、头脑风暴等方式明确收集的字段,并利用内容分析、文献计量法和 10 轮专家咨询论证形成指标体系,构建综合评估模型;最后,经过 3 轮德尔菲论证,形成适宜公共卫生体系评估标准(示例见表 1 - 2),各方认可度超过 90.0%。

2. 规范差距分析法

规范差距分析源自组织行为学中的规范分析法,即以一定的价值判断作为出发点和基础,提出行为标准,并以此作为处理问题和制定政策的依据,探讨如何才能符合这些标准的分析和研究方法,在政策学研究及其相关分析中得到广泛应用[1][2]。运用该方法,通过比较"现实"与"理想目标"状况,可以判断其间的差距。

如图 1 - 3 所示,本书借鉴该方法的思路,明确上海妇女保健体系各要素现

---

① 邵晶晶,张勇,白常凯,等.政策学理论中"政策方案可行性论证"目的表述缺陷[J].中国医院管理,2004,24(4): 8 - 11.

② 郝模,张光鹏,王伟成,等."中国社区卫生服务理论和实践探索中的空白研究"项目概述[J].中国卫生经济,2005,24(1): 53 - 55.

状与适宜标准之间的差距,总结上海妇女保健体系的优势与不足,并针对差距提出改进的策略。

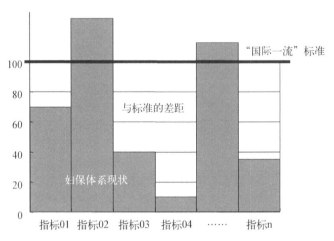

图 1-3　本书规范差距分析应用示意图

(二) 多维度比较分析法

比较研究法现已被广泛运用于科学研究的各个体系[1],其主要包括以下五个步骤:① 确定比较的主题,在此基础上确定比较的具体内容和范围;② 确定比较的标准或框架,即制定研究过程中必须遵守的依据和准则;③ 搜集资料并加以分类和解释,这是比较研究法得以顺利进行并取得满意结果的重要基础;④ 比较分析,即围绕着比较主题在既定比较标准的基础上进行逐项比较,寻找比较对象之间的相同点和异同点;⑤ 得出比较结论,总结出深层次的归类,从中得到借鉴或者启示[2]。

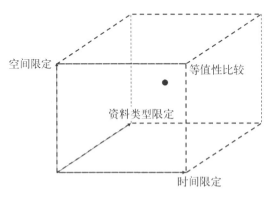

图 1-4　比较分析法示意图

如图 1-4 所示,本书主要依

① 苗丽静.公共事业管理新论[M].北京:清华大学出版社,2014:20.
② 傅利平,何兰萍.公共管理研究方法[M].天津:天津大学出版社,2015:50-51.

据比较研究法的思路与步骤,对评估结果进行比较,比较维度包括上海、北京与纽约三个同类型城市的比较,不同妇女保健问题及类型之间的比较,以及时间维度上的前后比较,从而分析上海妇女保健体系的优势与不足。

(三) 阈值法

根据多指标综合评估理论[①],在综合评估中涉及两类变量:一个是各评估指标的实际测量值,另一个是各指标的评估值。由于不同指标所代表的物理含义不同,指标之间也存在着量纲的差异,给综合评估带来一定困难。对指标进行去量纲化处理是解决这一问题的主要手段。去量纲化,也被称为数据的标准化、规格化,是通过数学变换来消除原始变量量纲影响的方法。在无量纲化方法中,阈值法是较常用的方法,是"将指标实际值与该种指标的某个阈值的相对比作为无量纲评估值的方法,阈值往往采用最大值或最小值"。

本书即是借鉴阈值法的思路,对妇女保健体系的系统评估进行量化探索。以评估标准(表1-2)中定位对应的字段的理论最大值为阈值,以该字段实际测量值为实际值,将实际值占阈值的百分比作为该定位对应指标的去量纲化评估结果。

(四) 敏感性分析法

敏感性分析是定量研究某一因素变化对目标因素变化的影响程度的方法。某一因素变化引起目标因素变化的程度越大,则认为敏感性越大。该分析一般用于在一组因素中寻找对目标因素影响最敏感的主要因素,通过分析不同因素的敏感程度找出问题根源。反映敏感程度的指标是敏感系数:

$$某因素的敏感系数 = \frac{关键指标变化(\%)}{该因素变化(\%)}$$

借鉴敏感性分析的思路和敏感系数的概念,本书运用敏感性分析法分析了上海妇女保健各主要薄弱环节对应的评估指标之间影响的敏感性,以此量化各指标对主要薄弱环节的带动作用的大小。本书主要采用弹性系数替代敏感系数反映敏感程度。弹性系数是指在其他自变量不发生变化的情况下,特定自变

---

① 邱东.多指标综合评估方法的系统分析[J].财经问题研究,1988(9):51-57.

量变化 1%,因变量变化的百分比,其计算公式为:

$$弹性系数 = 偏回归系数 \times \frac{自变量均数}{因变量均数}$$

弹性系数取值为[-1,1],弹性系数为正,表示自变量与因变量同步变化;弹性系数为负,表示自变量与因变量反向变化。弹性系数的大小能够反映自变量对因变量的带动作用。

在构建多元回归模型计算偏回归系数时,为解决多重共线性造成的估计不稳定的问题,本书采用主成分回归分析的方法构建多元回归模型。模型构建中,将成分的累计贡献率达到 85% 作为主成分的纳入标准。

四、上海市妇女保健体系评估的资料来源

(一) 政策文件资料

1. 政策文件的收集

收集范围包括各类与妇女保健相关的具有约束力的政策文件(包括法律、法规、条例、规范、办法、标准、实施细则等)以及信息报告(包括新闻报道、工作总结、白皮书、统计资料等),收集途径主要包括政府网站(如上海市政府网)、业务主管部门网站(如上海市卫生和健康委员会)、主要支撑部门网站(如上海财政局、发展改革委员会),专业公共卫生机构网站(如上海市疾病预防控制中心等)以及地方卫生统计年鉴中收录的政策文件,如《上海人口与计划生育年鉴》中涉及的法规与重要文件。最终,以"穷尽"为原则,研究共收集上海 417 份政策文件,北京 232 份文件,纽约 301 份文件,分别组成上海、北京与纽约的政策文件集。

2. 摘录字段及判断标准

本书中对社会环境的支撑程度、组织体系的完善程度、管理运行的完善程度、功能服务的健全程度以及关注公众需要的程度等要素定位的分析,主要依赖对政府公开发布的政策文件及信息报告进行字段摘录和分析获得基础研究资料(详见表 1-3)。

表 1 - 3　各要素评阅材料与摘录字段示例

框　架	要　素	评阅资料	摘录字段内容
宏观环境支撑层	社会环境的支撑程度	政策文件	文件类型、发布主体、发布年份、任务、职责、计划、考核指标、评估指标、监督考核、部门、内容形式、关注问题、罚则等
体系运行结构层	资源配置的适宜程度	文献	人员数量不足、人员结构不合理、对人员的激励不足、财力投入不足、财力稳定增长不足、物力资源不足等问题的严重性描述
	组织体系的完善程度	政策文件	文件类型、发布主体、部门、机构、任务、职责、分管负责人分管的部门别等
	管理运行的完善程度	政策文件	文件类型、发布主体、发布年份、部门、内容形式、机构、任务、职责、考核、计划、评估指标、监督考核等
体系运行过程层	功能服务的健全程度	政策文件	功能服务、主要目标、主要指标、考核指标、考核评估等
		文献	服务提供不公平性的严重程度描述
	把握公众需要的程度	公开发布信息	敏感指标名称、发布者、发布年份、发布者单位等
	自然因素的把控程度	信息系统发布的信息、文献	监测方式、监测系统名称、监测系统建立时间、监测次数、监测内容等
体系运行结果层	关注公众需要的程度	政策文件	目标、目的、宗旨

以"组织体系的完善程度"中"各方职责明确"的定位为例,摘录的信息包括:文件涉及的妇女保健问题、文件提及的部门机构、部门机构的妇女保健职责等。本书认为,"清晰"的职责描述应能够"反映该部门职责的内容和范围,通过描述可以划定职责的边界";"可考核"的职责描述应能够"以量化形式明确职责落实的标准与要求,包括数量、质量、期限、频率等"。以此为标准,在穷尽收集并充分摘录当地公开发布政策文件所涉及部门职责描述的基础上,逐一判断所摘录职责是否"清晰",是否可以"量化考核",以分析部门职责描述是否明确。综合所有

文件对部门职责描述是否明确的分析,即可得到该地区妇女保健组织体系部门职责是否明确的现状。

3. 以政策文本资料为基础的定位量化思路

通过评估信息摘录与分析可以明确妇女保健体系某一要素定位的具体情况,并分析现状与评估标准之间的差距。在此基础上,可以对各个定位演化的评估指标进行量化探索,以"现状占适宜标准的百分比"量化表示该定位的现状。

以"组织体系完善程度"要素中"部门职责分工明确"的定位为例。通过对一个地区妇女保健相关政策文件的系统收集与摘录分析,可以明确该地区妇女保健职责明确的部门种类数。另根据定位的适宜标准,可以得到理想状态下,妇女保健职责明确的部门种类数。① 针对单一妇女保健问题,通过计算实际妇女保健职责明确的部门数占理论标准中妇女保健职责明确的部门数的百分比,可以得到该地区单一问题的"部门职责明确程度";② 计算问题类型中各问题的平均值,作为三个类型的职责明确程度;③ 最后结合三个问题类型的权重,以类型的加权平均值作为妇女保健领域的部门职责可考核程度。

(二) 研究文献资料

1. 文献资料的收集

本书对资源配置的适宜程度、服务公平性、把握公众需要的程度以及把控自然等妇女健康风险因素的程度等指标的评估,主要通过对已有研究文献的系统收集与分析。

本书选择"中国知网(CNKI)"作为中文文献与书籍的检索平台,其收录范围的全面性和文献更新的及时性都有较好保障;选择美国科学情报研究所(ISI)"Web of Science"数据库中的 SCI - EXPANDED、SSCI 在线资源平台作为英文文献与书籍的检索平台;收集范围包括中英文研究文献、书籍、专著、教材等;对于检索词而言,在检索定义时,主题词围绕"妇女健康"或"妇女保健"等。经筛选,上海共纳入文献 917 篇,北京共纳入 1 242 篇文献,纽约共纳入文献 1 035 篇。

以上海/北京妇女保健人力资源配置适宜程度为例,本书利用"上海(沪)/北京(京、首都)/各区县名称+妇女/女性/母婴/孕妇/妇女保健/妇幼/婚检/婚前检查/产前/产时/产后/孕/孕产期/更年期/产检/流产/妊娠/产科/妇科/计划生育/妇产/计生/优生优育/不孕不育/意外怀孕/孕产妇＋人力资源/人员/队伍/人才"及其英文表述为检索式,分别在中国知网和 Web of Science 上检索,检索时间为 1995—2017 年。最终经筛选,上海共纳入涉及妇女保健人力资源配置情况的文献 117 篇,北京纳入 85 篇。

2. 信息摘录与标准

在"穷尽"收集该地区涉及妇女保健人力资源配置情况的研究文献的基础上,逐一摘录文献作者对妇女保健人力资源数量/结构/激励等方面评估的文字描述,并通过分析文字描述判断文献作者认为当地人力资源配置各方面出现不足的严重等级。综合所有文献的分析,可以评估该地区人力资源在数量/结构/激励等方面的不足是否严重。认为人力资源配置严重不足的研究者越多,表明该地区人力资源配置不足的情况越严重。

本书对单个问题严重程度的判断采用文献研究的方式进行,运用"五分度评分法"将单个问题的严重程度划分为"0—不存在问题,1—不严重,2—较不严重,3—中等严重,4—较严重,5—非常严重"。其中对于定量论述问题严重程度的文献,依据研究者提及的单个问题的差距、缺口等的定量幅度,转化为上述 6 个等级;对于定性论述问题严重程度的文献,依据研究者对问题严重程度的描述内容,经过解析、归类后把握研究者的观点与看法,将其转化为上述半定量判断的等级程度。

3. 量化思路

从研究规范的程度、研究者的层级、论述单个问题时涉及的范围 3 个方面判断文献可信程度。若文献的平均可信程度在最大得分的 50％以上,则认为文献是可信的。若文献的平均可信程度小于最大得分的 50％,则认为文献的可信程度低,需要剔除可信度低的文献,直至文献的平均可信程度符合基本要求,再次计算单个问题的平均严重程度。

根据提及单个问题严重程度的文献依次赋分,求得该国家(地区)单个问题的平均严重程度评分,进而得到该定位的适宜程度评分。

(三) 公开发布信息

1. 系统收集信息

评估把握具体健康需要水平、把控自然因素对健康的影响程度等要素时,需要收集特定疾病一级/二级/三级预防敏感指标、疾病监测系统的监测报告等公开信息报道（例如新闻、白皮书、绿皮书、月报/季报/年报、政策报告等），据此作为基础数据资料。

本书通过上海、北京和纽约的政府网站、业务主管部门网站、专业机构网站、相关社会组织官方网站的信息检索平台，系统收集了上海、北京和纽约的妇女保健相关公开信息。

2. 相关评估字段的摘录标准

在系统收集上海、北京、纽约三地公开信息的基础上，针对不同定位的需要内容进行摘录。以"识别公众需要权威程度"为例，通过对信息报告的逐一评阅，分别摘录政府、专业机构、研究机构三大类信息来源所发布的信息中所有涵盖妇女保健各问题相关敏感指标的资料内容，将其发布的时间、指标名称、指标值等信息随之记录，形成完整摘录信息库。本书认为，不孕率、死亡率等能够直接反映妇女健康结果的指标，系统管理率、治疗率等能够直接反映体系运行状况的指标，能够更敏感地反映妇女实际健康需要，由此本书将之作为"敏感指标"的摘录标准。

3. 量化方式

通过评估信息摘录与分析可以明确妇女保健体系把握具体健康需要水平、把控自然因素对健康的影响程度等要素中某一定位的具体情况，并分析现状与评估标准之间的差距。以识别公众需要的权威程度为例，研究根据发布敏感指标的主体不同，分别对政府、专业机构、研究机构发布情况进行定量赋值。通过加权后计算妇女保健具体问题的权威程度。将各问题的识别权威程度平均加权可得到识别妇女保健问题类型（育龄期/孕产期/更年期保健）的权威程度，最终通过各类型权威程度的加权计算得到妇女保健防控体系的总体权威程度。

（四）常规统计资料

本书采用孕产妇死亡率作为反映妇女保健实际工作效果的敏感指标，北京数据来自北京市卫生计生事业发展统计公报[①]，上海数据来自上海市统计年

---

① 北京市卫生和计划生育委员会.北京卫生计生事业统计公报［EB/OL］.（2018 - 05 - 03）［2019 - 07 - 14］.http://xxzx.bjchfp.gov.cn/tonjixinxi/weishengtongjigongbao/.

鉴①，纽约数据来自人口动态统计数据②。其中，由于上海从 2007 年开始才公布常住人口的孕产妇死亡率数据，而北京 2013 年才开始公布户籍人口的孕产妇死亡率，连续性与可比性不足，因此京沪两地采用户籍人口孕产妇死亡率进行相关统计分析。

五、上海市妇女保健体系评估的资料质量控制方法

定性资料由本课题组成员进行收集、整理和分析。会议研讨与论证资料经参会对象同意后进行录音，并通过双人记录以做相互补充和核对。

资料收集与字段摘录时，由课题组成员承担并进行双重逻辑校对，包括编码正确与否、摘录是否符合要求、评分是否合理等等，当发现异常或双重评分不一致时，两位课题组成员及时对原始摘录进行核对，以及时纠正。

在此基础上，本书采用重测信度法，以组内相关系数（ICC）作为信度系数，分析本书不同成员分别阅读和摘录同一批政策文件、信息报告、文献等资料的方式进行重复测量，判断对资料内容判断的可信度。ICC 等于个体的变异度除以总的变异度，故其值介于 0—1 之间：0 表示不可信，1 表示完全可信。一般认为信度系数低于 0.4 表示信度较差，大于 0.75 表示信度良好③，对于定量资料常常需要更高的 ICC 值。

本书针对评估框架各个要素评估资料摘录的复测信度结果如下：社会环境支撑程度的 ICC 为 0.851，资源配置适宜程度为 0.934，组织体系健全程度为 0.987，管理运行完善程度为 0.995，功能服务健全程度为 0.991，关注公众需要的程度为 0.969，公众需要把握程度为 0.947，环境因素把控程度为 0.961。ICC 均大于 0.75，表明资料的评阅与摘录具很好的可信度。通过 Excel2016 建立妇女保健体系字段收集、分析数据库，妇女保健体系八要素计算程序数据库，以及专家咨询论证结果数据库等，并进行数据的初步梳理。利用 SPSS22.0 进行统计分

---

① 上海市统计局.上海统计年鉴[M].北京：中国统计出版社,2018：348.

② Summary of vital statistics 2016 the City of New York[EB/OL].（2018 - 07 - 01）[2019 - 11 - 01] https://www1.nyc.gov/assets/doh/downloads/pdf/vs/2016sum.pdf.

③ 张嗣敏，毕胜，赵海红，等.扩展 Barthel 指数量表应用于脑卒中患者康复评定的信度研究[J].中国康复,2019,34(2)：75 - 77.

析,主要为相关性分析、线性回归分析以及主成分回归分析等方法。

六、本章小结

　　一个体系的评估,必须遵循特定的研究路径与方法,以确保评估的系统性与有效性。本章简单介绍了研究团队系统评估上海妇女保健体系所用到的一整套概念、理论及方法。"适宜公共卫生体系"的相关理论框架及评估标准是研究团队的核心产出,经多次验证,这也是宏观评估一个地区公共卫生体系适宜情况的可行工具。本书对上海妇女保健体系适宜情况的系统评估,即是以此理论为指导进行的。

　　该理论梳理了妇女保健体系不可避免要面临的 10 类健康问题,明确了体系内部外部所包含的 8 大类要素与其子要素,确认了各要素之间的联系以及要素各自的定位与适宜标准。在此理论指导下,本书后续将从宏观环境、结构、过程与结果 4 个维度,分 8 个要素逐一对上海妇女保健体系适宜程度进行评估,通过多维度比较,总结其优势与不足,进而找准"症结",厘清"病因",提出上海妇女保健体系继续完善的策略与配套措施。

第二章

上海妇女保健体系的宏观环境评估

　　妇女保健体系的发展与运行受制于其所处环境的影响,体系关注的问题则决定了体系的工作方向。本章主要介绍了上海妇女保健体系的问题关注范围以及社会环境对体系支撑的情况。

一、上海妇女保健体系的问题关注范围

　　妇女保健体系作为公共卫生体系的重要组成部分,是由多要素、多部门围绕保障妇女健康有机结合的统一整体[1][2]。妇女保健作为公共事业,因其公共产品的属性而应由政府主导。妇女在整个生命周期中会面临众多健康问题,政府关注了哪些问题,未关注哪些问题,决定了城市妇女保健体系的工作方向。因此,要评估上海妇女保健体系的建设情况,首先应分析政府对妇女保健问题的关注范围。

　　本书通过对以往国内外妇女保健相关文献进行归纳分析,并结合领域内专家意见,最终得到妇女保健体系必然面对的3个问题类型(详见第一章表1-1),共10个妇女健康问题(以下称"应关注的妇女保健问题")。公开发布相应问题的预防控制目标是政府关注并着手解决妇女保健问题的标志,本书通过分析政府妇女健康目标的发布情况,对上海、北京与纽约妇女保健体系的问题关注范围进行了评估。

---

　　① 郝模,李程跃,于明珠,等.新时代公共卫生体系的思考与研究[J].上海预防医学,2017(12):905-910.
　　② 陶莹,李程跃,于明珠,等.公共卫生体系要素的确认与研究[J].中国卫生资源,2018(3):207-213.

（一）上海妇女保健体系问题关注范围的现状分析

1. 上海全面关注育龄期保健与孕产期保健问题

上海一直关注妇女保健问题，尤其是在孕产期与育龄期保健问题类型中关注了所有妇女健康问题。分析上海关注妇女健康问题的历史沿革，1971 年国务院发布《关于做好计划生育的报告》提出"晚、稀、少"的优生优育目标，全国开始关注优生优育问题；1985 年国家发布《全国城乡孕产期保健质量标准和要求》，文件提出"孕产妇死亡率降至 4/万以下""产前检查率（检查不少于 5 次）达到 80％以上""新法接生率达到 95％以上""产后出血发生率降至 5％以下""产后访视率（至少 3 次）达到 70％以上"等孕产妇女保健目标，上海作为文中甲类城市开始全面关注孕产期保健问题；1986 年国家《妇女卫生工作条例》出台，提出"提高计划生育手术质量，减少和防止手术并发症""提高民族健康素质，实行婚前检查"的目标，上海增加了对"不安全的人工流产"与"婚前检查"问题的关注；1998 年上海在《上海市育龄群众普遍享有基本生殖保健服务工作规划（1998～2000 年）》中提出"普遍的有效的不孕不育症防治"的目标，开始关注"不孕不育的干预"；2001 年上海在《关于印发上海市人人享有优质生殖保健服务目标第一阶段工作规划的通知》中提出"避孕方法知识普及率 90％以上""紧急避孕方法掌握 80％"等目标，开始关注"非意愿妊娠和意外怀孕"。

与上海相比，北京与纽约的妇女保健问题关注范围均有一定不足，北京未见关注"不孕不育的干预"问题，而纽约未见关注"婚前检查"问题。而纽约并非一直不关注"婚前检查"，学者 Ryan McMaken 等分析并报道了美国不再要求婚前检查的原因①。美国在 20 世纪 30 年代开始推动梅毒等传染病的婚前检查，到 1980 年美国已有 34 个要求血检的州，但从 20 世纪 80 年代至 2008 年，婚检的要求几乎全部取消。美国对婚检从强制规定到不关注可能是出于经济效益的考虑，Ryan McMaken 称"人们很快意识到这项任务成本极高，而收益极低"，并称"在全国范围内，拟婚夫妇花费多达 8 000 多万美元，而所揭示的只有区区 456 例"。

---

① Ryan McMaken. Why States Don't Require Blood Tests for Marriages Anymore[EB/OL]. (2018 - 01 - 30)[2022 - 03 - 23]. https://mises.org/wire/why-states-dont-require-blood-tests-marriages-anymore.

2. 更年期保健仍未关注

上海、北京与纽约三地对更年期保健问题的关注仍有不足。至 2017 年,仍未见三地政府发布更年期保健相关的工作目标。更年期是妇女从成年进入老年期必须经历的阶段,是妇女从有生殖能力到无生殖能力的过渡阶段。更年期与绝经相关,随着卵巢功能衰退,雌激素水平下降,会出现多种雌激素水平相关的疾病,导致生理和心理的功能失调,严重影响健康和生活质量[①]。以上结果显示,京沪纽三地需要加强对更年期妇女健康问题的关注,即便是这些疾病目前对该地区的公众健康影响并不强烈。

(二) 上海妇女健康问题关注范围的量化探索

如表 2-1 所示,截至 2017 年,在 10 个应关注的妇女保健问题中,上海关注了育龄期保健和孕产期保健问题类型中的所有 9 个问题,占比达到 90%,高于北京(80%)和纽约(80%)。从类型上看,自 20 世纪中旬开始,上海、北京与纽约即全面关注了孕产期保健的各个问题,提示三地一直重视产妇的健康问题。在育龄期保健类型中,上海关注了所有问题,优于北京和纽约,北京未见关注不孕不育的干预问题,而纽约未见关注婚前检查问题。三地政府均未见发布更年期保健的防制目标,对更年期保健关注仍有不足。综合这些信息可以对指标"妇女健康问题关注范围"进行简单量化,得到上海妇女健康关注范围为 90%,北京与纽约均为 80%。

表 2-1　2017 年上海、北京与纽约妇女保健领域及各类型的问题关注范围(%)

类型别	应关注问题数	实际关注问题数			关注范围(%)		
		上海	北京	纽约	上海	北京	纽约
育龄期保健	5	5	4	4	100.0	80.0	80.0
孕产期保健	4	4	4	4	100.0	100.0	100.0
更年期保健	1	0	0	0	0.0	0.0	0.0
妇女保健合计	**10**	**9**	**8**	**8**	**90.0**	**80.0**	**80.0**

① 华嘉增.妇女更年期保健新进展[J].中国妇幼保健,2000,15(12):778-780.

（三）问题关注范围能够引导妇女保健的工作方向

政府作为妇女保健体系的主导，对妇女健康问题的关注是妇女保健体系开展妇女保健工作的起点。政府全面关注妇女的健康问题，反映了政府对妇女健康的重视，有助于在法律、经济、社会与文化等方面对妇女保健形成环境支撑，推动妇女保健体系在组织架构、资源配置与管理机制等体系结构层面的改善，进而增强妇女保健服务的质量，提升公平性与可及性，最终促进妇女健康的改善。

从后文中对妇女保健体系其他要素的分析可以看到，随着关注范围的提升，三地在体系目标的设置、服务的提供、资源配置、管理运行等方面均有所改善。以北京为例，随着妇女保健问题关注的扩大，组织体系的健全程度从41.7%提升至65.3%，功能服务的健全程度从56.9%提升至71.6%。这表明政府对妇女保健问题的全面关注能够促进妇女保健体系的运行。

孕产妇死亡率(Maternal Mortality Rate)是国际公认的妇女健康指标，是衡量妇女保健工作效果的最常用指标之一[①]。如表2-2与图2-1所示，随着政府对妇女健康问题关注范围的扩大，上海、北京与纽约三地的孕产妇死亡率均呈现明显的下降趋势。经统计分析(表2-3)，三地的孕产妇死亡率与妇女保健问题关注范围均有显著的负相关性(相关系数<0.6)，关注范围的上升能够一定程度解释孕产妇死亡率的变化(决定系数 $R^2 > 0.4$)，这些均佐证了政府全面关注妇女保健问题对妇女健康改善的促进作用。

表2-2　1967—2017年上海、北京与纽约妇女保健
问题关注范围与孕产妇死亡率变化趋势

年份	妇女保健问题关注范围(%)			孕产妇死亡率(1/10⁵)		
	上海	北京	纽约	上海	北京	纽约
1967	0	0	40	—	—	49.6
1975	10	10	40	13	—	31.1
1978	10	10	40	24	31	25.9
1980	10	10	60	30.1	26.3	25.9

---

① 王少芳,李梅,李国强.孕产妇死亡情况分析及干预措施探讨[J].中国妇幼保健,2012,2(15)：165-166.

续　表

年份	妇女保健问题关注范围(%)			孕产妇死亡率(1/10⁵)		
	上海	北京	纽约	上海	北京	纽约
1985	50	50	60	24.2	22.9	25.3
1990	60	60	70	23.8	25	25.1
1995	70	70	70	24	22.3	19.8
2000	80	70	70	9.6	9.7	23.9
2005	90	70	70	1.4	15.9	17.1
2010	90	70	70	5.3	12.1	24
2011	90	80	70	1	9.1	24.4
2012	90	80	70	4.3	6.1	18.7
2013	90	80	70	7.7	9.5	20.8
2014	90	80	70	3.4	7.2	18.8
2015	90	80	80	4.2	8.7	28.8
2016	90	80	80	2.5	10.8	15
2017	90	80	80	1	8.2	—

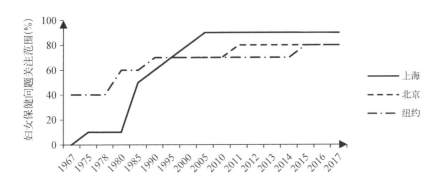

图 2-1　1967—2017 年上海、北京与纽约妇女保健问题关注范围的变化趋势

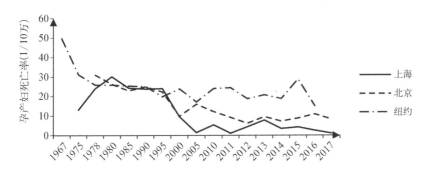

图 2-2　1967—2017 年上海、北京与纽约孕产妇死亡率的变化趋势

表 2 - 3   上海、北京与纽约妇女保健问题关注范围与孕产妇
死亡率的相关性与回归分析结果

城　　市	Spearman 等级相关系数	单因素线性回归分析		
		决定系数 R^2	回归系数	常　量
上海	−0.802 **	0.435 **	−0.215 **	29.610
北京	−0.837 **	0.443 **	−0.264 **	34.782
纽约	−0.622 **	0.454 **	−0.407 **	50.813

* $P<0.05$,** $P<0.01$。

（四）加强妇女健康问题关注并推进保健工作落实是重点方向

一是加强对更年期保健问题的关注。应拿出对孕产期及育龄期保健问题的重视程度,通过颁布相关规划与管理规范文件尽早将更年期保健问题纳入政府应对的公共卫生问题范畴,从而引导相关部门、专业机构和公众加强对妇女更年期保健的重视。

二是确保已关注妇女健康问题的保健工作能切实推进。在明确保健目标的同时,还应注重完善组织、资源等配套条件,明确职责,建立监督、评估、协调与激励等管理运行机制,加强服务过程的管控,从而切实促进妇女的健康改善。

二、社会环境对妇女保健体系支撑情况

妇女保健体系的演变、功能和运行受制于政策、法律、经济和文化等环境因素的交互影响[1]。社会环境能够直接影响体系的资源投入,同时通过诸如政策导向、管理体制、文化特征等间接影响体系运行[2]。围绕一个国家(地区)妇女保健体系,通过分析政策环境及既定条件下的法律体系,经济环境和文化环境能否为妇女保健

---

① Gordon K. M.美国医疗卫生的失误与教训[J].中华医院管理杂志,2000,16(1): 60－61.

② Ellencweig A. Y. Analysing Health Systems: a Modular Approach[M]. New York: Oxford University Press,1992:38.

体系提供支撑，即可综合评估一个地区社会环境对体系的支撑情况。因此，本章从政策、法律、经济与文化环境四个方面分别分析上海社会环境对妇女保健体系的支撑。

(一) 政策环境对妇女保健体系的支撑情况分析

政策支持对体系起着决定性作用，一个地区的政策环境决定着妇女保健事业的地位、导向与资源保障的投入程度，并通过卫生政策的制定影响整个妇女健康领域。要充分发挥政策环境对妇女保健体系的支持作用，一个地区应做到将健康上升为优先发展的战略地位，在此基础上将优先战略衍化为一系列可操作的配套政策，并围绕健康优先明确各方职责，建立考核评估体系，以促进战略及其任务的有效落实。

1. 上海政策环境支撑妇女保健工作的现状分析

依据体系要素的定位，下文分别从五个方面评估政策环境对妇女保健工作的支撑情况：政府将健康上升到优先发展地位的情况；配套政策的发布情况；配套文件中对各方职责的明确情况；业务部门是否已着手落实优先战略；围绕健康优先战略建立考核评估的情况。经评估，结果如下：

(1) 重视妇女健康的氛围已初步形成

《"健康中国 2030"规划纲要》发布后，健康事业已上升为我国优先发展的战略地位。上海、北京两地亦于 2017 年发布了各自的健康优先战略。以上海为例，政府 2017 年出台《"健康上海 2030"规划纲要》，明确提出了"把健康放在优先发展的战略地位，将健康融入公共政策制定和实施的全过程"，战略中强调了妇女健康的重要性，健康优先的理念在妇女保健领域得到了初步体现，但发布健康优先战略较世卫组织号召的时间晚了 40 年。纽约在 2008 年发布了《2008—2012 纽约健康状况预防议程》，距世卫组织号召时间晚了 31 年，但比上海早了 9 年，在 2013 年又发布了《2013—2018 纽约健康改善计划》，呼吁各方在社区层面开展合作，通过加大预防力度，改善纽约人的健康状况。

由此可知，"健康上海"的提出，标志着在上海对健康的重视又上升至一个新的台阶，多方重视妇女健康的氛围已具备形成条件，但健康优先战略发布较晚，其能否有效落实，发挥长效作用还有待实践验证。经初步量化（表 2 - 4），结果显示，京沪健康发展战略的优先程度达到 76.5%，纽约在三地中情况最佳，已经达到了 87.1%。

表 2 - 4　2017 年上海、北京与纽约政策环境对妇女保健体系的支撑程度(%)

指 标 名 称	上海	与纽约的比值		与适宜标准比值			与最优领域比值		
		上海	北京	上海	北京	纽约	上海	北京	纽约
健康发展战略的优先程度	65.0	87.8	87.8	76.5	76.5	87.1	100.0	100.0	100.0
健康优先战略的规范引导程度	75.2	82.9	78.5	88.5	83.8	106.7	81.5	78.5	86.9
健康优先战略的分工明确程度	0.0	0.0	0.0	0.0	0.0	44.1	—	0.0	57.5
健康优先战略的任务落实程度	0.0	0.0	0.0	0.0	0.0	94.1	0.0	0.0	80.0
健康优先战略的考核评估程度	0.0	0.0	0.0	0.0	0.0	0.0	0.0	0.0	0.0
综合：政策环境的支撑程度	**32.5**	**54.7**	**53.4**	**37.9**	**37.3**	**69.9**	**71.6**	**62.1**	**85.4**

(2) 健康战略的配套政策仍需健全

健康优先战略作为行动纲领和指南,其作用的发挥程度决定于其发布的及时程度以及是否有一系列内容形式齐全、具体可操作的配套政策来促进其贯彻落实。经评估,京沪配套健康战略的政策框架不够完备。在健康战略配套政策框架的完备程度方面,在国家层面出台了《"健康中国 2030"规划纲要》,上海出台了《"健康上海 2030"规划纲要》,但由于发布时间较短,国家与地方的妇女保健法律法规均未与健康优先战略配套,仅出台了少许规范性文件。而纽约 2008 年发布了健康战略之后,纽约地方对《纽约市健康法》(NYC Health Code)进行了多次修订调整。经初步量化,结果显示,京沪两地配套健康战略的政策框架完备程度均较低,与适宜标准的比值为 49.0%,与纽约的比值为 41.7%。鉴于此,京沪框架亟须完备,可借鉴纽约配套政策跟进的经验。

(3) 健康战略中未见明确职责分工

由于上海、北京健康战略发布时间较短,战略及其配套文件均未对各相关方落实战略进行明确的职责分工。而纽约因健康优先战略发布较早,卫生行政部门、专业机构以及医疗机构等职责清晰可考核,支撑部门如医保部门也有明确的妇女保健职责,但纽约仍未明确如人力/财力保障、教育、福利等支撑部门的职责。提示,上海、北京两地各个相关方如何落实战略仍未明确,需要政府尽快出台相应政策,明确健康优先战略中各方在妇女保健中的职责。初步量化显示,上海、北京两地健康优先战略职责分工的明确程度均为 0.0%,而纽约在其配套政策中职责分工明确程度达到 44.1%,京沪两地距离纽约仍有较大差距。

（4）健康战略亟须细化考核与落实

京沪两地仍未见业务部门出台健康优先战略的落实政策。任务落实主要依靠政府和业务条线部门划分职责并通力合作。上海虽然在健康战略中提及了政府及 4 个业务条线部门职责，但是均不可考核且未布置配套计划。纽约在政府、专业公共卫生机构和基层卫生服务机构的职责可考核方面优于上海与北京。提示上海、北京两地业务部门亟须优先出台落实健康战略的配套政策，并在配套政策中明确各自妇女保健职责。经初步量化，结果显示，上海健康优先战略落实程度为 0.0%，与北京一致，与纽约仍有明显差距。

考核评估仍是空白，健康优先战略的任务落实无法保证。对政府和 4 个业务条线部门的考核指标设置以及考核主题的明确，京沪两地仍为空白，未进行任何设置。提示，为了保障政府和 4 个业务条线部门的职责能够落实到位，上海、北京均需要强化考核评估的设置。量化结果显示，上海健康优先战略的考核评估程度为 0.0%，与北京持平，低于纽约。

2. 上海政策环境支撑妇女保健工作的量化探索

综合以上几方面的分析，上海响应国家号召，已将健康上升到优先发展的地位，但目前来看，健康优先战略仍未有完善的配套政策，相关方职责亟待明确，考核评估更无从谈起，政策上对妇女健康的支撑难以达到纽约的水平。可以说，上海的健康优先战略仅留存于形式，仍未具备落实的土壤。

经综合量化，政策环境对妇女保健体系的支撑程度（下称"支撑程度"）为 32.5%，仅达到适宜标准的 37.9%，与同类城市比较，上海略低于北京，比纽约低 46.8%。量化结果也可以看出上海妇女保健体系在政策环境上的不足，上海仍需要围绕健康优先战略出台具体的配套落实政策，明确各方职责，以有效发挥健康优先战略对妇女保健工作的支撑作用。

3. 政策环境对妇女保健工作支撑作用分析

依据卫生系统宏观模型的逻辑，理论上政策环境的改善能够直接影响体系内部的结构层面，进而推动服务过程改善，最终带来健康结果的提升。上海与北京由于 2017 年才发布健康优先战略，其对妇女保健健康结果的促进作用未能体现；而纽约 2008 年发布健康优先战略后，能明显看到随着健康优先战略的逐步细化与落实，妇女健康结果中的孕产妇死亡率也得到明显改善。本书量化结果与孕产妇死亡率的相关性及回归分析结果显示,纽约政策环境支撑程度与孕产妇死亡率之间存在显著负相关(相关系数＝－0.563,$P<0.05$),政策环境改善能够一定程度解释孕产妇死亡率的降低(决定系数 $R^2＝0.247$),这些均佐证了健康优先战略的落实对妇女健康结果的促进作用。

表 2 - 5　2008—2016 纽约政策环境的支持程度与
孕产妇死亡率的相关性与回归分析结果

城　市	Spearman等级相关系数	单因素线性回归分析		
		决定系数 R^2	回归系数	t 值
纽约	－0.563*	0.247*	－35.047*	－3.568

* $P<0.05$, ** $P<0.01$。

4. 推动健康优先战略落实是进一步完善的重点方向

首先,应抓紧健康战略配套政策的出台进程,划分相关部门在落实健康优先战略中的职责分工,明确各自的任务,尤其要确保人力、财力、政策保障、医保等强力支撑部门的职责分工清晰,改变当前业务部门、强力支撑部门等围绕健康战略落实职责不清晰、不可考核的状态,在国内起到示范作用(当前的职责明确程度为适宜标准的 45％)。

其次,应引导各部门,围绕各自在落实健康战略中的职责分工,衍化相应的实施方案与工作规范并推动其"落地",逐步将健康优先战略落到实处,形成有效推进健康战略的氛围。

最后,任务的有效落实离不开考核评估。上海应对相关部门落实公众健康职责的状况进行考核评估,作为对相关部门业绩考评的重要依据之一,确保健康优先战略落到实处(当前业务部门、强力支撑部门均未将健康结果指标纳入考核评估体系)。

(二) 法律法规对妇女保健体系的保障情况分析

既定的政策支持下,法律规制引领、规范公共卫生体系的运行与发展的作用不可替代。妇女保健体系的法律法规通过明确规定政府、相关职能部门及公共卫生专业机构等的权责关系,确保妇女保健体系运作的规范化和制度化,保障相关组织机构分工的专业化、依法行政、各司其职、减少摩擦、高效运行①。

1. 上海法律环境支撑妇女保健工作的现状分析

本章首先从妇女保健法律框架是否完备、文本形式是否齐全、相关方覆盖情况以及妇女健康问题覆盖情况分析了妇女保健法律框架的完整性；其次从法律是否明确了妇女保健的地位、目标和相关方职责来分析妇女保健法律的地位法定情况；再次从法律文件的罚则明确情况分析了妇女保健法律的刚性约束情况；最后从法律文件的修订情况分析了妇女保健法律的主动完善情况。具体评估结果如下：

（1）上海妇女保健法律框架基本完备

在国家层面，我国宪法第 21 条提出"国家发展医疗卫生事业，保护人民健康"，这明确了健康在宪法中的地位。同时，我国已颁布《中华人民共和国母婴保健法》及《中华人民共和国人口与计划生育法》两部与妇女保健直接相关的法律，并据此发布《中华人民共和国母婴保健法实施办法》等法规，各部委围绕法律法规发布多份涉及妇女保健的相关规范性文件。而在地方层面，上海于 20 世纪90 年代颁布了《上海市计划生育条例》与《上海市母婴保健条例》等地方性法规，并发布诸多相应规范性文件。可以说，上海妇女保健体系在国家与地方层面已拥有"宪法—法律—法规—规范性文件"的较健全的法律框架。在我国大的法律环境下，北京妇女保健法律体系框架的完备程度与上海具有一致性；而纽约在国家层面具有《公共卫生服务法》这类健康法典，法律法规的框架完备程度优于上海与北京。经初步量化，评估结果显示（表 2-6），上海法律框架完备程度达到87.5%，虽低于纽约，但已达到适宜标准。

表 2-6　2017 年上海、北京和纽约法律法规对
妇女保健体系的保障程度（%）

定　位	上　海			与纽约比值		与适宜标准比值			与最优领域比值		
	2017	2000	提升	上海	北京	上海	北京	纽约	上海	北京	纽约
法律体系完备程度	74.9	30.6	17.3	80.2	79.9	88.1	87.7	109.8	98.1	100	99.7
法律地位保障程度	96.3	74.1	35.0	100	100	113.3	113.3	113.3	96.3	96.3	100
法律刚性约束程度	44.4	0.0	0.0	100	100	52.2	52.2	52.2	79.9	66.6	100

---

① 张亮,胡志.卫生事业管理学[M].北京：人民卫生出版社,2013：54.

定　　位	上　海			与纽约比值		与适宜标准比值			与最优领域比值		
	2017	2000	提升	上海	北京	上海	北京	纽约	上海	北京	纽约
主动完善法律程度	66.7	66.7	0.0	100	100	78.5	78.5	78.5	66.7	66.7	100
综合：法律体系的保障程度	70.6	64.9	10.0	93.6	93.5	83.1	83.0	88.8	71.6	62.1	85.4

（2）法律法规对主要部门的覆盖全面

从对主要部门覆盖程度来看，1986年颁布的《妇幼卫生工作条例》覆盖了四个业务条线部门（机构），覆盖率为44.4%。上海于1990年首次规定人力资源部门的相关职责，后又于1996年和2016年相继纳入财政部门、医保部门和发展改革部门，实现对主要部门（机构）的全覆盖。北京于1991年和2016年相继发布相关条例和实施办法，明确人力、财力、医保和发展改革部门参与妇女保健工作的相关要求，实现了对主要部门（机构）的全覆盖。

（3）法律法规全面涉及妇女健康问题

在上海的妇女保健相关法律及配套规范性文件中，广泛涉及了妇女保健的各健康问题，覆盖率达到90%，高于北京（80%）和纽约（80%）。在北京的法律法规中未见涉及不孕不育的干预的相关规定，而在纽约未见法律法规对婚前检查的保障规定。

（4）妇女保健地位具有较好法律保障

从法律地位的规定看，我国1986年颁布的《妇幼卫生工作条例》中即明确妇女保健工作"关系到每个家庭的幸福，关系到整个中华民族素质的提高，关系到计划生育国策的贯彻落实……"，京沪两地遵照执行。提示从法律文本上看，京沪两地很早就已经将妇女保健工作放在了较为重要的地位。

从对工作目标的规定来看，同样在1986年，国家明确了需要"根据妇女儿童的生理特点，运用医学科学技术，对妇女儿童进行经常性的预防保健工作，采取有效的防治措施，不断提高妇女儿童健康水平"。提示两地很早即以"预防为主，提高妇女健康水平"为目的，指导妇女保健工作。

在对主要部门职责的规定方面，京沪两地妇女保健规范性法律文件对主要部门职责规定的清晰程度呈逐渐上升的趋势。国家层面，《妇幼卫生工作条例》明确地规定了政府、卫生行政部门、妇幼卫生专业机构、医疗机构和基层卫生机构应该承担的职责。此后,上海在其发布或转发的《上海市母婴保健条例》《流动人口计划生育工作条例》等多份文件中,清晰地规定了财力资源保障部门、人力资源保障部门及发展改革部门在妇女保健工作方面的职责。北京与上海情况一致,而纽约在 2000 年前,就已经在州编纂法《公共健康法》及《保险法》中清晰地规定了所有主要部门的职责。

量化以上分析结果,上海妇女保健地位法定的程度为 96.3%,与北京、纽约持平,达到适宜标准。京沪两地妇女保健领域法律地位保障程度均呈现逐步上升的趋势,两地均从 1990 年的 81.5% 上升至 2017 年的 96.3%;而纽约一直维持在 96.3% 的高水平。这说明三地均认识到法律地位对于妇女保健工作的重要性,并逐渐将其完善。

（5）能够主动完善妇女保健法律法规

法律应当适应社会形势变化,与时俱进,不断发展完善[1]。《中华人民共和国母婴保健法》于 1995 年发布后,上海和北京分别在 1996 年和 1995 年制定了《上海市母婴保健条例》和《北京市实施〈中华人民共和国母婴保健法〉办法》这两部地方性法规,结合地域特征对法律进行了适当的完善和补充。此后,上海于 2010 年对《上海市母婴保健条例》进行了修订。这说明上海能够对既有儿童保健法律法规进行主动地完善。量化结果显示,截至 2017 年,上海、北京和纽约主动完善儿童保健法律法规的程度均为 66.7%,达到适宜标准的 78.5%。

（6）法律法规对支撑部门的约束不足

法律规制中对奖励或惩罚的规定是否清晰,是否覆盖了相关各方,能够反映法律的刚性约束力。若覆盖的部门数较少,或规制不清晰,则法律的刚性约束力难以体现,进一步可能影响法律的执行。上海、北京与纽约的法律法规文件中,仅对 4 类业务部门工作任务完成的好坏有相应的奖励内容或追究责任的措施,而对于人力、财政等部门在落实公共卫生人员薪酬的提高、专业机构投入的及时拨付等方面缺少相应的约束机制。这说明三地妇女保健法律对支撑部门仍缺乏有效约束。经初步量化,三地妇女保健法律刚性约束程度为 44.4%。

2. 上海法律环境支撑妇女保健工作的量化探索

综合以上分析,上海妇女保健体系具备较为完整的从国家到地方,从法律到规

---

① 全国人大常委会法制工作委员会刑法室.走向完善的刑法 正解刑法修改的决定、刑法修正案、刑法法律解释[M].北京：中国民主法制出版社,2006：21.

范性文件的法律框架,法律法规能够较好覆盖各种妇女健康问题,能够较好保障妇女保健及从事妇女保健工作的部门机构的法律地位,但妇女保健法律的刚性约束不足在一定程度上制约了三地妇女保健法律法规对妇女保健体系的支撑。

初步量化结果显示,至 2017 年上海法律法规对妇女保健体系的保障程度为 70.6%,与北京持平,比纽约低 6.4%,距离一流标准仍有 16.9% 的差距,达到上海最优领域的 98.0%。其中,主要是妇女保健法律体系的完备程度与纽约仍有差距,上海为 74.9%,与北京持平,比纽约低 19.8%;而三地妇女保健地位法定程度、刚性约束程度及主动完善程度均保持一致,分别为 96.3%、44.4% 与 66.7%。

3. 法律法规能够保障妇女保健体系有效运行

完备且具有约束力的法律对于加强健康治理措施落实,改善和提高卫生工作的社会效益和经济效益至关重要[1][2]。上海、北京与纽约均意识到了法律对妇女保健体系建设的重要作用,上海一直致力于完善妇女保健体系的法治建设,基本做到了"有法可依"。研究结果显示,上海妇女保健法律体系保障程度逐步上升,从 2000 年的 43.5% 上升到 2007 年的 70.6%,便支持了这一点。罗灿、桑隆成等学者的研究也肯定了上海卫生法制建设的成绩[3],指出上海结合卫生改革实践,卫生立法水平居于全国前列[4]。

依据卫生系统的运作规律,妇女保健法律的完善代表了政府对妇女保健体系重视的提升,通过其政策影响力,能够提升经济和文化环境对妇女保健体系的支撑。在"有法可依"基础上,若能够达到"有法必依",理论上能够推动妇女保健体系结构层面的改善,提升管理运行效果,明确组织权责分配,改善资源配置;进而影响服务过程,提升服务质量,满足公众健康需要,最终引导妇女健康结果指标的改善。如表 2-7 所示,三地法律法规保障程度与孕产妇死亡率均表现了负相关性(相关系数在 0.4 以上,$P<0.05$),妇女保健法律法规的改善能够一定程度解释孕产妇死亡率的降低(决定系数大于 0.3),表明京沪妇女保健法律体系发挥了引领和规范作用,一定程度上促进了妇女健康结果的改善。同时本书对其

---

① 汪建荣.卫生法[M].人民卫生出版社,2013:8-9.

② Koyuncu A. Public Health Law[M]. Springer Netherlands, 2008:16.

③ 桑隆成,郑莹,史济德,等.上海市公共卫生法规体系现状调查分析[J].中国公共卫生管理,1995(3):22-25.

④ 罗灿.上海市"十二五"地方卫生立法规划项目研究[D].上海:复旦大学,2011.

他要素的评估结果也显示,随着法律的完善,组织体系、资源配置、管理运行以及功能服务等均呈上升趋势,这也佐证了法律法规对妇女保健体系运行的促进作用。以北京为例,随着法律保障程度从55.3%提升到69.8%,组织架构的健全程度从41.7%提升至65.3%,资源配置的适宜程度从19.6%提升至49.3%,功能服务的健全程度从56.9%提升至71.6%。

表 2 - 7　上海、北京与纽约法律法规的保障程度与
孕产妇死亡率的相关性与回归分析结果

城　　市	Spearman 等级相关系数	单因素线性回归分析		
		决定系数 R^2	回归系数	t 值
上海	−0.685**	0.360**	−135.812**	4.137
北京	−0.530*	0.347*	−33.511*	4.934
纽约	−0.476*	0.335*	−24.026*	5.949

* $P<0.05$, ** $P<0.01$。

4. 加强妇女保健法律的刚性约束是下一步的重点

综上可知,上海已建立较为完善的妇女保健法律体系,能够一定程度保障体系的有效运行。为回应目前政策环境对"健康优先"的要求,一方面,上海应在法律法规中加强对支撑部门职责分工的明确,重视卫生系统外对保障妇女健康的重要作用;另一方面,增加相应约束条款,以加强对支撑部门的约束,规范支撑部门妇女保健工作的有序开展。

(三)经济发展对健康优先战略的支撑情况分析

经济发展水平决定了城市对健康的投入能力,其能否有效支撑健康战略,往往决定了各类资源配置的适宜与否[1],是战略落实的关键因素。对一个地区经济发展支撑健康优先战略的程度高低进行评估可从四个角度进行:健康战略是否提及了对妇女保健工作资源配置的制度保障、支撑部门(如人力资源与社会保障部门、财政部门)对保障资源配置的职责是否清晰、是否可落实、其职责的履行

---

[1] Maxwell R. Health and Wealth[R]. Lexington：D.C. Health，1981.

是否有奖惩措施作为保证。具体可以通过分析一个地区健康战略配套的一系列法律法规、规划计划和管理文件中涉及资源配置保障的内容来进行。

1. 上海经济环境支撑健康优先战略的现状分析

（1）健康优先战略明确提及对资源配置的保障

《"健康上海2030"规划纲要》针对人力资源的配置保障方面提出"加强健康人力资源建设"，并将其细化为"完善医学教育体系""加强人才队伍建设"和"优化医务人员职业发展环境"等内容，较为清晰；财力资源保障方面则提出"调整优化财政支出结构"和"完善政府对健康的投入机制"等内容。北京健康战略则提出"建立人才培养协调机制，全面实行住院医师规范化培训社会化"等人力保障措施和"保障财政投入，推进体系建设"等财力保障措施。纽约在财力资源保障方面，提及财力投入（"确保为开发和广泛使用工具提供足够的资金"），但没有突出如何对妇女保健财力资源配置进行保障，同时，在人力资源配置方面，也仅仅是提及如"保障该领域的培训需求预期成果"等，并未有可考核以及优先保障的表述，对人力和财力形式上的优先保障不如上海和北京。初步量化结果显示，上海在健康战略明确资源配置优先的制度保障程度为75.0%，超过纽约50%，达到了一流标准的88.2%。

（2）资源保障部门的职责不清晰、激励不明确

京沪的资源保障部门职责不清晰。同样由于健康战略发布较晚、配套政策未形成完整的配套政策，未提及人力和财力资源保障部门的职责，因此两地保障部门职责明确程度均为0。三地对资源保障部门的考核、奖惩工作均未开展。上海、北京和纽约三地健康战略配套措施中无一提及对资源保障部门工作的考核和奖惩机制，因此三地指落实健康优先战略的奖惩程度均为0。

2. 上海经济环境支撑健康优先战略的量化探索

上海一直保持着国内领先的经济发展水平，有能力对健康优先战略落地提供强有力的保障。从目前情况看，上海的健康优先战略虽已提及资源保障部门对公共卫生工作的支撑，但京沪两地在资源保障部门的职责分工和考核评估方面空白较多，战略落实能否获得财政的有效支持仍存在疑问。

综合量化显示（见表2-8），截至2017年，上海、北京妇女保健领域经济环境对健康优先战略的支撑程度分别为42.1%和54.8%，分别达到纽约的88.7%和115.5%，适宜标准的49.5%和64.4%，表示上海仍需要优先明确资源保障部门在健康优先战略中的功能与职责，为战略落地建立基础。

表 2 - 8　2017 年上海、北京和纽约妇女保健领域
经济对健康战略的支撑程度（％）

定　　位	上　　海			与纽约比值		与适宜标准比值			与最优领域比值		
	2017	2000	提升	上海	北京	上海	北京	纽约	上海	北京	纽约
健康战略明确资源配置优先的制度保障程度	75.0	0.0	—	150.0	150.0	88.2	88.2	58.8	100.0	100.0	100.0
资源保障部门职责明确程度	0.0	0.0	—	0.0	0.0	0.0	0.0	58.8	0.0	0.0	100.0
落实健康优先战略的奖惩程度	0.0	0.0	—	0.0	0.0	0.0	0.0	0.0	0.0	0.0	0.0
综合：经济环境的保障程度	**42.1**	**0.0**	**—**	**88.7**	**115.5**	**49.5**	**64.4**	**55.8**	**83.6**	**95.6**	**92.1**

3. 经济发展是落实健康优先战略的关键支撑

健康战略中对人、财等资源保障部门的任务分工有助于将经济的发展转化为对妇女保健工作的经济支持。上海和北京于 2017 年发布健康战略，健康战略本身和配套政策尚未能清晰划分资源保障部门的任务分工和相应的奖惩程度，因此两地经济环境未能形成对健康优先战略落实的有效支撑。而纽约自 2008 年发布健康优先战略以来，经济环境的支撑程度从 0 提升到 2017 年的 47.4％，而孕产妇死亡率随之下降，两者呈明显的负相关关系（相关系数 0.829，$P < 0.01$）。2008 年纽约发布健康战略以来，对相关部门工作的一系列要求使得纽约妇女保健工作的资源配置获得了更多的保障，从而使妇女健康结果得到改善，这表明经济环境能够起到健康优先战略的关键支撑作用。

表 2 - 9　纽约经济环境对健康战略的支撑程度与
孕产妇死亡率的相关性与回归分析结果

城　　市	Spearman 等级相关系数	单因素线性回归分析		
		决定系数 R^2	回归系数	t 值
纽约	−0.829**	0.619**	−0.039**	−0.801

* $P < 0.05$，** $P < 0.01$。

4. 出台配套资源保障政策推动健康战略落实

健康优先战略发布后,需要以一系列配套政策来保证落实。面对当前资源保障部门职责不清晰、不可考核和没有相应奖惩机制的现状,需要继续完善配套政策,清晰划定资源保障部门的职责,制定相关考核制度,并以奖惩机制保障考核的有效运行,尤其需要关注资源保障的落实效果,即考核资源部门的工作是否保证了公共卫生工作(特别是妇女保健工作)资源投入的增加。

(四) 文化环境对妇女保健体系的支持情况分析

本书从三方面分析文化环境对妇女保健体系的支撑作用:妇女保健体系对先进技术的掌握是否充分,社会各方对妇女保健工作是否形成了趋同的价值认同,以及居民健康素养情况。具体而言,通过分析该地区公开发布的妇女保健相关文献数量评估先进技术的掌握情况;通过分析各方职责分工的明确情况、对妇女保健问题关注的范围以及从事妇女保健工作的机构的筹资方式,评估各方是否对妇女保健工作价值形成统一的认识;最后通过分析具有基本健康素养的居民比例评估居民健康素养的情况。

1. 上海文化环境支撑妇女保健工作的现状分析

(1) 妇女保健科学研究逐渐成为研究热点

2000 年上海、北京两地研究文献篇数均远小于纽约。但随着时间推移,两地研究文献呈快速增长趋势:截至 2017 年,上海、北京和纽约发布的妇女保健相关研究文献分别为已达到 17 194 篇、24 954 篇和 23 743 篇,大致处于同一数量级。量化结果显示,上海先进技术的掌握程度为 68.9%,相比 2000 年增长 176.1%,低于纽约 27.6%、北京 31.0%,达到适宜标准的 81.1%,在各领域中达到最优。这提示,近年来妇女保健科学研究已逐渐成为上海、北京的研究热点。

在妇女保健研究的活跃度方面,北京较上海具有明显优势。截至 2017 年,北京共发表妇幼保健相关研究 24 954 篇,而上海为 17 194 篇。北京的妇女保健研究更活跃,意味着北京在文化环境方面对妇女保健有更好的支撑,能够更好地对北京影响妇女健康的风险因素进行识别与把握,进而能够推动对妇女健康信息的利用与共享。量化评估结果显示,北京在文化环境对妇女保健的支撑程度(61.9% vs. 46.5%)、信息有效利用程度(7.5% vs. 3.9%)、信息互联共享程度(41.2% vs. 18.6%)、识别妇女健康问题及其影响因素的程度(20.1% vs. 11.8%)等指标上均表现出显著优势。

分析其原因,北京作为我国首都,一直是我国教育、科研、文化中心城市。如在教育方面,北京拥有数量最多的大学,且大学的整体实力也位居全国首位。参考教育部公布的全国普通高等院校名单,位于北京的高校数量为 92 所,其中本科高校 67 所,公办本科高校 60 所,211 工程高校 26 所,985 工程高校 8 所,各项指标均居全国之首。高等教育的数量与质量,在一定程度上能够影响一个地区的经济发展,尤其是对城市科研能力具有直接影响。从教育资源的角度可以一定程度解释北京的妇女保健相关研究为什么更为活跃的原因。此外,北京作为首都,是我国国家权力机构所在地。国家对卫生,尤其是妇女健康的研究工作也不免更多地与北京地区的研究者合作,这也进一步促进了北京对妇女健康更多的研究。

(2) 各方对妇女保健工作价值仍未形成趋同认识

社会各方对妇女保健工作的价值趋同程度可以从关注妇女健康问题的范围、机构部门职责明确程度和社会导向偏离公众健康的程度三个方面加以考量。具体看,上海已全面关注了妇女的各个问题,表现了对妇女健康的全面重视。但各方的职责仍不明确,尤其是非卫生相关部门的妇女保健职责未明确,各方对妇女保健工作的价值在基础上就存在不平衡,职责不清楚或缺失的部门较难形成对妇女保健工作的重视。此外,分析机构筹资方式可知,目前上海医疗机构仍以项目收费为主,病人越多收入越高;而妇女保健中心等专业机构也一定程度依赖开展营利项目维持机构收入;此外,目前上海医保对妇女健康问题预防控制的纳入仍存在不足,这些均决定了机构在从事妇女保健工作过程中仍一定程度依赖公众"多生病、生大病"维持收入,目前从事妇女保健工作的机构仍难以统一到公众"不生病、少生病"这一目标上来,与"保障公众健康"这一公共卫生使命仍有偏离。初步量化结果显示(表 2 - 10),2017 年,上海妇女保健工作的价值趋同程度为 38.6%,为纽约的 112.7%,仅为适宜标准的 44.8%。这说明,各方对妇女保健工作的价值仍未形成趋同的认识。

表 2 - 10   2017 年上海、北京和纽约妇女
保健价值趋同程度(%)

定 位	上 海			与纽约比值		与适宜标准比值			与最优领域比值		
	2017	2000	提升	上海	北京	上海	北京	纽约	上海	北京	纽约
问题关注范围	90.0	80.0	12.5	112.5	100.0	117.6	117.6	117.6	100.0	100.0	100.0
分工明确程度	28.0	9.5	195.6	81.3	68.8	32.9	27.9	40.5	60.0	55.3	79.7
偏离公众健康程度	55.6	55.6	0.0	83.4	83.4	65.4	65.4	78.5	100.0	100.0	100.0
价值趋同程度	38.6	24.1	58.0	112.7	111.5	44.8	44.4	39.8	86.9	86.1	91.0

2. 上海文化环境支撑妇女保健工作的量化探索

综上可知(表 2 - 11),妇女保健科学研究趋于兴旺,2017 年先进技术的掌握程度相比 2000 年增长 176.1%,但各方对妇女保健工作的价值仍未形成趋同认识,2017 年仅为 38.6%。同时,上海居民健康素养仍有很大提升空间(2017 年为 25.4%),而公共卫生投入金额占 GDP 的比重为 2.21‰,低于北京(3.36‰)和纽约(2.85‰)。综合量化结果显示,上海社会文化环境对健康优先战略的支撑程度与 2000 年相比增长了 66.4%,达到 48.0%,低于北京和纽约,仅达到适宜标准的 56.5%。以上提示妇女保健工作的社会文化环境逐步改善,但社会支持氛围仍未完全形成。

表 2 - 11   2017 年上海、北京和纽约文化环境对
妇女保健体系的支撑程度(%)

定 位	上 海			与纽约比值		与适宜标准比值			与最优领域比值		
	2017	2000	提升	上海	北京	上海	北京	纽约	上海	北京	纽约
先进技术的掌握程度	68.9	25.0	176.1	72.4	105.1	81.1	117.6	111.9	100.0	100.0	95.1
价值趋同程度	38.6	24.1	58.0	112.7	111.5	44.8	44.4	39.8	86.9	86.1	91.0
综合：文化环境的支撑程度	**48.0**	**27.9**	**66.4**	**91.1**	**121.3**	**54.7**	**72.8**	**60.0**	**96.9**	**95.7**	**94.9**

3. 各方协同的文化氛围促进妇女健康的改善

上海、北京和纽约妇女保健领域社会环境对健康优先战略的引领程度与

健康结果的改善呈现显著的相关关系，相关系数分别为－0.720、－0.535 和
－0.426，决定系数分别为 0.510、0.324 和 0.291（表 2－12）。提示，各方协同
支持妇女保健工作的氛围的形成能够一定程度改善妇女保健工作，提升工作
效果。其他要素的研究结果也显示，随着文化环境的改善，资源配置、组织协
调、管理运行以及服务过程等都也随之改进，妇女保健文化环境的提升能够对
体系结构、过程层面均产生积极影响。

表 2－12　上海、北京和纽约文化环境的支持程度与
孕产妇死亡率的相关性与回归分析结果

城　市	Spearman 等级相关系数	单因素线性回归分析		
		决定系数 R^2	回归系数	t 值
上海	－0.720**	0.510**	－41.627**	－3.231
北京	－0.535*	0.324*	－20.270*	－2.135
纽约*	－0.426	0.291	－16.231*	－1.742

* $P<0.05$，** $P<0.01$。

4. 营造共建共享的妇女保健文化氛围是重点

政府主导，引领各方形成共同重视妇女保健工作的导向。政府作为妇女保
健体系建设的主导者，需要引领各方共同认同妇女保健工作的价值，包括引领各
方共同关注妇女保健工作、明确各方的职责分工等。科学研究走出"象牙塔"，及
时普及科研创新成果。在继续紧跟研究热点，开拓研究前沿的同时，积极响应社
会大众对妇女保健相应知识、技能的迫切需求，及时普及科研创新成果，让广大
居民享受惠于先进的妇女保健科学技术，自觉主动地传播、扩散相应知识技能，
普遍提升健康素养水平。

(五) 社会环境对妇女保健体系支撑的整体情况分析

1. 社会环境支撑妇女保健工作整体情况的量化探索与比较

综合上述四方面的分析，可以初步量化社会环境对妇女保健体系支撑程度。
结果显示（表 2－13），截至 2017 年，上海社会环境对妇女保健体系的支撑程度为
47.1%，比北京低 10.7%，比纽约低 19.7%，与适宜标准仍有较大差距。比较社

会环境的四个方面(见表 2 - 13),上海法律体系对妇女保健体系的保障程度处于较高水平,而政策、经济与文化环境对妇女保健体系的支撑程度仍有待提高,与同类城市北京与纽约相比仍有不足,距离适宜标准也有一定差距。

表 2 - 13　2017 年上海、北京和纽约社会环境
对妇女保健体系的支撑程度(%)

定　　位	上海	与纽约比值		与适宜标准比值			与最优领域比值		
		上海	北京	上海	北京	纽约	上海	北京	纽约
政策环境的支撑程度	32.5	54.7	53.4	37.9	37.3	69.9	71.6	62.1	85.4
法律体系的保障程度	70.6	93.6	93.5	83.1	83.0	88.8	71.6	62.1	85.4
经济环境的保障程度	42.1	88.7	115.5	49.5	64.4	55.8	83.6	95.6	92.1
文化环境的支撑程度	48.0	91.1	121.3	54.7	72.8	60.0	96.9	95.7	94.9
综合:社会环境对妇女保健体系的支撑程度	**47.1**	**80.3**	**89.9**	**55.4**	**62.0**	**69.0**	**92.2**	**91.3**	**94.5**

前文分析可知,上海与北京的差距主要体现在文化环境上,在我国,北京具有最优秀的教育与科研资源,有能力支撑更好的妇女保健研究。而上海与纽约的差距主要体现在健康优先战略的配套与落实方面,纽约健康优先战略发布时间较早,对妇女保健乃至整个公共卫生工作都起到了有效的支撑。借鉴其成功经验,上海在发布优先战略的基础上若能够加速政策配套工作,努力落实战略,应能够有效促进公共卫生体系的整体改善。

2. 社会环境支撑妇女保健体系情况评估的可行性分析

首先,本书通过公开资料收集、摘录、分析等过程能够较为系统地评估上海、北京与纽约三地妇女保健体系宏观环境的状况,具备可操作性。其次,本书从政策、法律、经济与文化环境四方面比较上海、北京与纽约三地社会环境对妇女保健体系的支撑作用,结果反映了三地社会环境对妇女保健体系支撑的差异,具有较好的可比性。最后,相关性与回归分析结果显示,政策、法律、经济与文化环境改善与孕产妇死亡率的改善具有一致性,表明本书对四个环境评估的量化探索具备一定科学性和有效性。综上,本书对妇女保健体系宏观环境评估所采用的评估标准及量化探索具备一定的可行性。

三、本章小结

上海妇女保健问题的关注范围较为广泛。在 10 个应关注的妇女保健问题中,上海关注了育龄期保健和孕产期保健问题类型中的所有 9 个问题,占比达到 90%,高于北京(80%)和纽约(80%)。在育龄期保健类型中,上海关注了所有问题,优于北京和纽约,北京未见关注不孕不育的干预问题,而纽约未见关注婚前检查问题。三地政府均未见发布更年期保健的防制目标,对更年期保健关注仍有不足。

上海社会环境对妇女保健体系支撑仍有待加强,经综合量化,社会环境对妇女保健体系的支撑程度为 47.1%,比北京低 10.7%,比纽约低 19.7%,与一流标准仍有较大差距。首先,在政策上,上海已发布《"健康上海 2030"规划纲要》的健康优先战略,表明政府已经重视对"健康优先"的社会环境的营造,但对相关部门职责规制不清并缺乏强制力保障实施,影响了社会环境的支撑作用。上海政策环境对妇女保健体系的支撑程度为 32.2%,仅达到适宜标准的 37.9%,与适宜标准差距较大。与同类城市比较,上海略低于北京,比纽约低 46.8%。其次,在法律上,上海已建立较为完善的妇女保健法律体系,宪法—法律—地方性法规—规范性文件的法律框架已齐备,只是在顶层缺少巩固公共卫生法律地位的健康法典。上海法律法规对妇女保健体系的保障程度为 70.6%,与北京持平,比纽约低 6.4%,距离适宜标准仍有 16.9% 的差距,达到上海最优领域的 98.0%。再次,在经济上,上海健康优先战略已提及资源保障部门对公共卫生工作的支撑,在资源保障部门的职责分工和考核评估方面空白较多,实际支撑作用未明显。上海、北京妇女保健领域经济环境对健康优先战略的支撑程度分别为 42.1% 和 54.8%,分别达到纽约的 88.7% 和 115.5%,适宜标准的 49.5% 和 64.4%,提示上海健康战略中经济保障的内容尚未能落实。最后,在文化上,各方协同支持妇女保健工作的氛围仍未形成,各方对妇女保健工作的并未形成统一认可,居民健康素养也仍有很大不足,虽然社会文化环境逐步改善,但社会支持氛围仍未完全形成。经初步量化,上海社会文化环境对健康优先战略的支撑程度与 2000 年相比增长了 77.3%,达到 48.0%,为纽约的 91.3%,与适宜标准的比值为 56.5%。

第三章

上海妇女保健体系的结构维度评估

"简而言之,公共卫生体系的结构即是指其基础设施,包括履行公共卫生核心职能和基本服务所需的资源、组织以及相互关系,他们共同决定了公共卫生体系的能力"[1]。体系结构是影响一个公共卫生体系能力的关键。在此维度,本章主要从三方面评估妇女保健体系建设的状况:① 资源配置情况;② 组织体系情况;③ 管理运行机制情况。

一、上海妇女保健体系的资源配置情况

资源配置是公共卫生体系履行职能提供服务的基本保证。公共卫生服务的公共产品属性,决定了其资源配置必须由政府承担主导责任。本节主要从人力、财力、物力、信息四个方面评估妇女保健资源配置状况。

(一) 妇女保健人力资源配置情况分析

人力资源是妇女保健工作有效开展的基础。本部分从人力资源的规模能否满足工作开展需要,结构和素质能否支撑专业工作需要,是否具有确保妇女保健人员积极性和稳定性的有效激励机制,以及保健人员收入水平如何四个方面分析妇女保健人力资源配置情况。经评估,上海妇女保健体系人力资源配置情况如下。

1. 上海妇女保健人力资源配置的现状分析

(1) 妇女保健工作人员的数量尚不能满足要求

有文献指出,"目前区级妇幼保健所职工总数参照卫生部《妇幼保健机构

---

① Turnock B J. Public health:What it is and how it works[M]. Burlington:Jones & Bartlett Learning. 2016:15 - 16.

管理办法》仍处于较低水平;而其医护人员承担的工作量相对较为繁重,特别是指导基层业务耗时已超过了 252 天/人的标准工作时间,目前已出现经常性加班的情况,就社区而言更加突出。"①可以认为,与上海正在建设的亚洲医学中心城市、现代化国际大都市的城市定位相比,妇女保健人力数量尚不能满足需求。

从文献分析结果来看(表 3-1),研究者认为上海市妇女保健工作人员规模问题的严重性分布大致呈正态分布——认为数量不存在问题、问题不严重、较严重和非常严重的文献较少,分别占 7.5%、17.5%、7.5%和 0;认为问题较不严重和中等严重的文献较多,分别占 40.0%和 27.5%。

表 3-1　2017 年上海、北京和纽约妇女保健
领域人力资源问题严重情况

问题严重程度判断		数量不足			结构和素质不佳			激励不足		
		上海	北京	纽约	上海	北京	纽约	上海	北京	纽约
构成比(%)	不存在问题	7.5	0.0	0.0	6.0	0.0	0.0	4.2	0.0	0.0
	不严重	17.5	0.0	0.0	8.0	0.0	0.0	8.3	0.0	0.0
	较不严重	40.0	7.5	16.7	54.0	3.4	40.0	58.3	43.5	33.3
	中等严重	27.5	55.0	66.7	32.0	86.2	40.0	29.2	52.2	33.3
	较严重	7.5	27.5	16.7	0.0	5.2	20.0	0.0	4.3	33.3
	非常严重	0.0	10.0	0.0	0.0	5.2	0.0	0.0	0.0	0.0
	合计	100.0	100.0	100.0	100.0	100.0	100.0	100.0	100.0	100.0
平均严重程度评分		2.1	3.4	3.0	2.1	3.1	2.8	2.1	2.6	3.0

注:0 分表示不存在问题,5 分表示问题非常严重,下同。

据此估算,上海妇女保健工作人力资源问题严重性评分为 2.1 分,人力资源规模适宜程度为 58.0%,较 2000 年提升了 190.0%。北京和纽约人力数量的适宜程度则为 32.0%和 40.0%。上海虽然达到了纽约的 145.0%,但与适宜标准相比仍有 31.8%的差距。

① 唐琴,陈风华,王颖丽,等.2010 年上海市杨浦区社区妇幼保健人力资源状况分析[J].上海医药,2012,33(10):19-21.

（2）妇女保健工作人员工作胜任能力仍有限制

既有对妇女保健人力结构与素质的评估研究中，作者仍不同程度地认为目前妇女保健人员在年龄、结构以及能力方面存在年龄结构不合理，职称与学历偏低的现象[1]。如"从事产后访视的乡村医生老龄化，学历、职称低"，"目前上海大部分二级及以上医院妇科均开展腹腔镜和/或宫腔镜手术，但技术水平参差不齐，甚至存在操作不规范的情况"[2]，仍然"需要加强社区卫生服务中心妇女保健人员的培训，提高识别妊娠合并症的能力，进一步提高筛检阳性率，并减少漏诊率"[3]。

经过对文献内容分析，其中，认为不存在问题、问题不严重的文献较少，认为问题较不严重和中等严重的文献较多，分别占54.0%和32.0%。据此估算，上海妇女保健工作人力资源能力胜任问题严重性评分为2.1分，人力资源能力胜任程度为57.6%（北京和纽约人力数量的适宜程度则为37.6%和44.0%），较2000年提升了121.1%，与适宜标准相比仍有32.2%的差距。

（3）对妇女保健工作人员的工作激励不够有效

在研究文献中，妇女保健人员工作激励具体表述为"待遇与工作量不匹配的矛盾比较突出[4]"等，呼吁"通过绩效考核机制，提高队伍工作积极性[5]"，"在编制、薪酬等方面给予政策倾斜[6]"等。以上提示上海对妇女保健工作人员的工作激励尚不够有效。研究者对上海市妇女保健工作人员有效激励问题严重性判断的分布大致呈正态——认为不存在问题、问题不严重的文献较少，分别占4.2%和8.3%；认为问题较不严重和中等严重的文献较多，分别占58.2%和29.2%；没有文献认为问题较严重或很严重（表3-1）。由此可以初步量化上海妇女保健领域人力资源激励不足的严重程度评分为2.1分，人力资源有效激励程度为

① 施君瑶，唐美玉，黄勤瑾，等.浦东新区社区妇女保健人力资源现状调查分析[J].中国妇幼健康研究，2014,25(1)：58-60.

② 卞志宏，张剑峰，华克勤.上海市妇科质控中心建设成效分析[J].中国医院管理，2015,35(12)：42-43.

③ 花静，朱丽萍，杜莉，等.上海市妊娠风险预警评估社区应用情况分析[J].中国妇幼健康研究，2015,26(6).

④ 苏剑一.正视"两孩时代"的产科危机[J].中国卫生人才，2016(2)：12-13.

⑤ 万春，吴菊芳.上海市南汇区外来儿童免疫预防管理模式探讨[J].上海预防医学杂志，2007(05)：239-240.

⑥ 顾晶菁，黄勤瑾，施君瑶，等.上海市浦东新区产后访视人员配置现状分析[J].中国妇幼保健，2017,32(22)：5711-5714.

57.5%，较 2000 年提升了 86.0%。北京和纽约人力资源有效激励程度则分别为 47.8%和 40.0%。上海与适宜标准相比仍有 33.4%的差距。

（4）收入水平与妇女保健工作的重要地位不相匹配

如表 3-2 所示，妇女保健人员人均收入与社会人均可支配收入的比值方面，上海为 152.2%，北京为 102.0%，而纽约为 335.2%，三地均优于社会人均收入。与医院工作人员平均收入的比值方面，京沪两地均低于医院工作人员，比值分别为 80.0%与 65.1%，提示妇女保健"重医轻防"的现象在人力资源配置方面仍较为突出；而纽约高于医院工作人员，比值达到 162.9%。与公务员人均可支配收入的比值方面，上海与公务员持平（100.9%），北京略高于公务员（129.7%），纽约超过公务员两倍（226.4%）。与企业白领人均可支配收入的比值方面，京沪两地均未达到企业白领水平，比值分别为 79.0%与 94.4%。与每平方米住宅销售价格的比值方面，纽约妇女保健人员年收入可购买约 78 平方米住房，而上海、北京妇女保健人员年收入仅能购买约 2 平方米住房，提示按现有水平京沪妇女保健人员几乎无法满足住房购买需求。

表 3-2 上海、北京与纽约妇女保健人员相对收入情况（%）

相 对 收 入	上海	北京	纽约
妇女保健人员人均收入与社会人均可支配收入的比值	152.2	102.0	335.2
妇女保健人员人均收入与医院工作人员平均收入的比值	65.1	80.0	162.9
妇女保健人员人均收入与公务员人均可支配收入的比值	100.9	129.7	226.4
妇女保健人员人均收入与企业白领人均可支配收入的比值	94.4	79.0	170.6
妇女保健人员人均收入与每平方米住宅销售价格的比值	205.0	169.0	7 792.3

通过对北京、上海、纽约三地妇女保健人员收入与其他行业收入水平、房价及理想收入水平的计算处理，得出三地妇女保健人员收入水平适宜程度分别为：上海 37.6%，北京 37.0%，纽约 100%。京沪两地远不及纽约，收入水平与妇女保健工作的重要地位不相匹配。

2. 上海妇女保健人力资源配置的综合量化

综合以上四方面的分析可知，上海从事妇女保健工作的人员队伍，在规模、素质与年龄结构以及激励方面均仍有不足，保健人员收入水平与医院人员相比仍有较大差距,其工资水平在上海较难支撑购房这一刚性需求。可以说,上海妇女保健人力资源配置仍存在保健与医疗的不均衡,保健人员队伍建设仍需加强。

经初步量化(表3-3),上海妇女保健人力资源配置的适宜程度为47.7%,为上海公共卫生领域最优,与一流水平有32.1%的差距。与同类城市北京、纽约比较,上海优于北京但低于纽约,上海的适宜程度比纽约低32.4%,北京比纽约低45.6%。其中,人力资源的规模适宜程度、能力胜任程度与有效激励程度均优于纽约和北京,分别达到58.0%、57.6%与57.5%。而妇女保健人员收入水平的适宜程度与纽约差距明显,仅为纽约的37.6%。

表3-3   2017年上海、北京和纽约妇女保健
人力资源配置适宜程度(%)

| 指 标 类 别 | 上　　海 | | | 与纽约的比值 | | 与适宜标准的比值 | 与最优领域的比值 |
	2017	2000	提升幅度	上海	北京		
人力资源规模适宜程度	58.0	20.0	190.0	145.0	80.0	68.2	100.0
人力资源能力胜任程度	57.6	26.0	121.1	130.9	85.5	67.8	100.0
人力资源有效激励程度	57.5	30.9	86.0	143.8	119.5	67.6	100.0
人员收入水平适宜程度	37.6	—	—	37.6	37.0	44.2	100.0
综合:人力资源配置适宜程度	**47.7**	**25.6**	**125.0**	**67.6**	**54.4**	**56.1**	**100.0**

3. 人力资源配置适宜是妇女保健工作有效开展的基础

人力资源是加强妇女保健服务有效提供的关键,适宜的妇女保健人力资源可更好地平衡与发展保健服务,提高妇女保健工作成效。2000—2017年间,上海、北京与纽约三地妇女保健人力资源配置的适宜程度呈上升趋势,以上海为例,从25.6%提升到57.7%,孕产妇死亡率呈统计学上的负相关(相关系数—0.965,$P<0.01$),能够一定程度解释其孕产妇死亡率的降低(决定系数 R^2 = 0.866)。按照卫生系统宏观模型的逻辑,人力资源的充分配置能保障功能服务的开展,进而改善健康结果。从本书的后续章节可以看到,人力资源配置适宜程度的提升也确实伴随着管理运行机制的完善和功能服务的不断健全,孕产妇死亡率也随之改善,这都佐证了这一逻辑。结果显示,纽约妇女保健人力资源适宜程度自2000年以来有所下降,下降幅度10.9%,相关性分析显示纽约人力配置的

量化结果与孕产妇死亡率之间未体现显著相关性,纽约妇女保健人力资源配置并未匹配妇女健康需求的增长,对妇女健康结果的促进作用仍未体现。

表 3 - 4 上海、北京和纽约妇女保健人力资源适宜程度与
孕产妇死亡率的相关性与回归分析

城 市	Spearman 等级相关系数	单因素线性回归分析		
		决定系数 R^2	回归系数	t 值
上海	−0.965**	0.866**	−0.135**	−10.530
北京	−0.934**	0.740	−0.217	−7.026
纽约	−0.032	0.080	−0.070	−1.575

* $P<0.05$,** $P<0.01$。

4. 建立激励机制提升收入水平是今后完善的重点

由以上分析可知,从事妇女保健工作的人员在数量、年龄结构等方面仍存在不足,其收入水平与工作价值并不匹配,缺乏有效激励是上海人力资源配置不足的根源性问题。加强妇女保健人员激励机制建设,有效提升人员收入水平,是上海建立并稳定一支规模适宜、能力胜任的妇女保健人员队伍的重中之重。

(二) 妇女保健财力资源配置情况分析

财力资源投入是合理配置人力和物力等相关资源的基础条件,充足的财力是公共卫生工作顺利开展的保障[①]。公共卫生服务的公共产品属性,本质上决定了财力资源配置必须由政府主导。本书具体从财力投入是否由政府主导,投入总量能否满足工作需要,是否维持了稳定增长三方面评估了上海妇女保健体系财力资源配置情况,具体评估结果如下。

1. 上海妇女保健财力资源配置的现状分析

(1) 政府主导妇女保健筹资的作用逐渐体现

通过对研究妇女保健领域政府主导财力资源投入的文献内容进行分析可以发现,目前上海妇女保健工作已"获得了倾斜的政策,由各级政府财政

---

① 王灿.公共卫生经费投入是疾病防治的保障[J].沈阳医学院学报,2004,6(3):157 - 158.

积极支持"①,"明确工作职责和任务要求……区财政全力支持,经费保障到位"②,在一些专病防治中"增加政府对干预措施的补贴"③。总体而言,政府对妇女保健工作的财力支持不断增大。在财政全力支持,经费保障到位④下,上海政府主导妇女保健筹资的作用逐渐体现。

通过分析研究者对上海政府主导财力资源投入情况的判断,初步量化妇女保健领域政府主导财力资源投入的评分为 1.4 分,对应政府主导妇女保健筹资的程度为 71.1%,达到了一流标准的 83.6%,较 2000 年提升了 178.3%。值得注意的是,纽约 2017 年政府主导妇女保健筹资的程度达到了 90.0%,说明纽约政府对妇女保健筹资的主导程度依然高于上海,上海在政府主导妇女保健财力投入方面在获得较大进步的同时仍有增长的空间。

(2) 经费缺口日益减小但"保健"投入仍然不足

文献内容分析表明,上海妇女保健工作经费投入的总量缺口有逐渐减少的趋向。20 世纪 90 年代存在的妇幼保健的资金投入渠道不畅⑤、总量严重短缺⑥,基层社区卫生机构的医疗收入与维持正常业务运作的支出有一定差距等问题⑦已逐渐缓解。但在"保健"环节,上海的经费投入仍未能有效支撑保健工作的开展,综合现有文献,都是集中于提出妇女保健机构或基层卫生服务机构的妇女保健经费仍有不足⑧⑨。

---

① 郭祖鹏,李明珠,曹刚,等.宝山区计划免疫管理工作现况与对策[J].职业与健康,2003,19(7):77-99.

② 吴美玉,罗洁鸣,许薇,等.黄浦区退休和生活困难妇女"两病筛查"项目实施分析[J].中国妇幼保健,2013,28(06):908-910.

③ 黄勤瑾,梁霁,杨慧琳,等.上海市浦东新区孕妇参加唐氏综合征产前筛查服务的影响因素[J].中国妇幼保健,2012,27(32):5116-5119.

④ 吴美玉,罗洁鸣,许薇,等.黄浦区退休和生活困难妇女"两病筛查"项目实施分析[J].中国妇幼保健,2013,28(06):908-910.

⑤ 贾万梁,朱丽萍.妇幼卫生服务体系建设的研究与实践[J].中国妇幼保健,2007(21):2894-2897.

⑥ 钱新连.大都市郊区妇幼保健近期目标初探[J].上海预防医学,1999(3):136-137.

⑦ 姚健,郑志刚,陆健,等.上海市崇明县外来流动儿童免疫预防现状及管理对策[J].职业与健康,2007(12):1016-1017.

⑧ 王峦,张璐莹.上海市社区公共卫生经费投入问题的 ROCCIPI 分析[J].医学与社会,2012(3):65-68.

⑨ 施红,朱丽萍,秦敏,等.上海市社区妇女保健服务现状调查[J].中国妇幼保健,2008,23(31):4477-4479.

在所有的研究文献中(表3-5),认为妇女保健领域财力资源总量不存在问题和问题较不严重的文献较多,分别占32.4%和38.2%;认为不严重和中等严重的分别为11、8%和17.6%;没有认为问题较严重和非常严重的文献。计算财力资源总量适宜程度评分为1.4分,对应适宜程度71.8%,达到纽约水平的119.8%,适宜标准的84.5%,较2000年提升了238.9%。以上提示上海妇女保健工作经费投入总量的缺口日益减小。

表3-5　2017年上海、北京和纽约妇女保健
领域财力资源问题严重情况

问题严重程度判断		政府主导不足			投入总量不足			投入增长不稳定		
		上海	北京	纽约	上海	北京	纽约	上海	北京	纽约
构成比(%)	不存在问题	30.6	4.5	50.0	32.4	0.0	0.0	14.3	0.0	25.0
	不严重	13.9	4.5	50.0	11.8	3.7	50.0	7.1	0.0	0.0
	较不严重	36.1	0.0	0.0	38.2	25.9	0.0	64.3	5.3	0.0
	中等严重	19.4	86.4	0.0	17.6	63.0	50.0	14.3	89.5	75.0
	较严重	0.0	4.5	0.0	0.0	3.7	0.0	0.0	0.0	0.0
	非常严重	0.0	0.0	0.0	0.0	3.7	0.0	0.0	5.3	0.0
	合计	100.0	100.0	100.0	100.0	100.0	100.0	100.0	100.0	100.0
平均严重程度评分		2.1	1.4	0.5	1.4	2.8	2.0	1.8	3.1	2.3

注:0分表示不存在问题,5分表示问题非常严重,下同。

(3)妇女保健财力投入未保持稳定增长趋势

尽管上海公共卫生经费在总体上呈现上升趋势,如1998年上海各级政府对社区公共卫生投入经费标准为8元/人,至2008年要求各区县达到40元/人,而至2011年在新医改实施方案中已提出将基本公共卫生服务经费标准提升至50元/人以上。但经费增长并无稳定的机制保障,标准的设置有一定主观性。研究上海妇女保健财力投入稳定增长情况的文献中,认为投入稳定增长问题较不严重的文献占比最多,为64.3%,认为不存在问题、问题不严重和中等严重的比例分别为14.3%、7.1%和14.3%,未发现认为问题较严重和非常严重的文献。由此计算出的财力投入稳定增长问题严重性评分为1.8分,对应适宜程度64.3%,比2000年提升了221.4%。北京和纽约财力投入稳定增长程度则分别为38.9%

和 55.0%。三地财力投入稳定增长程度与一流标准的比值分别为 75.6%、45.8% 和 64.7%。以上结果表明,上海妇女保健工作的财力投入未能保证稳定的增长趋势。

2. 上海妇女保健财力资源配置的综合量化

综合以上三方面的分析,上海妇女保健的经费投入已基本做到以政府为主导;但经费投入仍未能有效支撑保健工作开展,妇女保健机构与基层服务机构仍存在经费不足的现象;此外,上海仍未建立明确的妇女保健经费投入增长机制。可以说,经费投入仍未能完全支撑妇女保健工作需求。

经综合量化(表 3 - 6),截至 2017 年,上海妇女保健工作的财力资源适宜程度为 69.4%,为纽约的 98.9%,适宜标准的 81.6%,为六个主要公共卫生领域中的最优值,且与 2000 年的 22.5% 相比提升了 200% 以上。其中,政府主导投入的适宜程度为 71.1%,投入总量的适宜程度为 71.8%,财力投入稳定增长的适宜程度为 64.3%。

表 3 - 6　2017 年上海、北京和纽约妇女
保健财力资源适宜程度(%)

指 标 别	上　海			与纽约比值		与适宜标准比值			与最优领域比值		
	2017	2000	提升	上海	北京	上海	北京	纽约	上海	北京	纽约
财力资源政府主导程度	71.1	25.6	178.3	79.0	48.4	83.6	51.3	105.9	100.0	72.7	100.0
财力资源总量适宜程度	71.8	21.2	238.9	119.7	74.0	84.5	52.2	70.6	100.0	99.9	100.0
财力投入稳定增长程度	64.3	20.0	221.4	116.9	70.7	75.6	45.8	64.7	80.4	48.6	55.0
综合:财力资源配置适宜程度	**69.4**	22.5	207.8	98.9	60.7	81.6	50.1	82.6	100.0	74.7	95.4

3. 财力资源是妇女保健工作有效开展的基础

妇女保健工作的顺利开展和妇女健康水平的稳步提高离不开财力资源的大力支持。2000—2017 年间,上海、北京妇女保健财力资源配置的适宜程度不断改善(分别从 22.5%、28.5% 提升到 69.4%、42.6%)与妇女健康结果改善趋势间有明确的统计学意义(相关系数 -0.748,$P<0.01$ 和 -0.482,$P<0.05$),纽约则

从 62.8% 提升到 70.2%（但与孕产妇死亡率间无统计学相关）。实践工作中，财力资源投入的增加伴随着管理机制的完善，保证了服务的开展，支撑了妇女保健工作的开展。

表 3-7 上海、北京和纽约妇女保健财力资源适宜程度与孕产妇死亡率的相关性与回归分析

城 市	Spearman 等级相关系数	单因素线性回归分析		
		决定系数 R^2	回归系数	t 值
上海	−0.748**	0.492**	−14.469**	−10.530
北京	−0.482*	0.365**	−36.762**	−7.026
纽约	−0.760	0.132	−11.070	−1.575

*$P<0.05$，**$P<0.01$，***$P<0.001$。

4. 建立妇女保健经费投入的稳定增长机制，保障经费投入是重点方向

以法律法规或政策文件的形式，明确政府每年对妇女保健领域的投入总量（如规定占全市卫生投入的比例），以维持相关部门、专业机构等有效提供服务，解决当前"投入不足"的问题（当前上海投入适宜程度仅为适宜标准的 52.2%），与发达国家对公共卫生投入制度保障的模式接轨，在全国范围起到示范作用。在投入总量适宜的基础上，建立政府对妇女保健领域投入的稳定增长机制，减少对妇女保健领域投入的"随意性"（当前上海稳定增长适宜程度仅为适宜标准的 45.9%）。

(三) 妇女保健物力资源配置情况分析

1. 上海妇女保健物力资源配置的现状分析

（1）仪器设备配置数量较为充足

根据对妇女保健物力资源相关文献的分析可以发现（见表 3-8），2017 年上海相关文献对物力资源数量充足情况的研究中认为问题"不严重"的比例为 12.1%，较不严重的为 63.6%，中等严重的为 21.2%，平均严重程度评分为 2.2，对应物力资源数量充足程度为 57.0%，超过纽约 22.1%，较 2000 年提升 58.2%。

表 3 - 8　2017 年上海、北京和纽约妇女保健
领域物力资源问题严重情况

问题严重程度判断		种类不齐全			数量不充足			更新不及时		
		上海	北京	纽约	上海	北京	纽约	上海	北京	纽约
构成比（%）	不存在问题	12.5	0.0	0.0	0.0	2.9	0.0	14.3	13.0	100.0
	不严重	8.3	0.0	0.0	12.1	2.9	33.3	4.8	0.0	0.0
	较不严重	50.0	87.1	0.0	63.6	46.4	0.0	42.9	69.6	0.0
	中等严重	29.2	12.9	40.0	21.2	30.4	33.3	38.1	17.4	0.0
	较严重	0.0	0.0	60.0	3.0	14.5	33.3	0.0	0.0	0.0
	非常严重	0.0	0.0	0.0	0.0	2.9	0.0	0.0	0.0	0.0
	合计	100.0	100.0	100.0	100.0	100.0	100.0	100.0	100.0	100.0
平均严重程度评分		2.0	2.1	3.6	2.2	2.6	2.7	2.0	1.9	0.0

注：0 分表示不存在问题，5 分表示问题非常严重，下同。

（2）物力资源配置的种类相对丰富

在所有的有关妇女保健物力资源种类的研究文献中，认为妇女保健领域物力资源种类问题较不严重的文献占比最高，为 50.0%；认为不存在问题、问题不严重和中等严重的文献占比分别为 12.5%、8.3% 和 29.2%；没有认为问题较严重和非常严重的文献。

由此算出物力资源种类齐全程度评分为 2.0 分，对应适宜程度 60.8%，达到纽约水平的 217.1%，较 2000 年大幅提升了 87.2%。可以认为物力资源配置的种类已相对丰富。

（3）仪器设备尚不能做到及时更新

研究者关注的仪器设备更新情况主要聚焦于妇女保健机构的电子化、信息化建设情况，如多数基层妇女保健机构的妇女健康体检记录仍以纸张作为存储介质，信息化程度低[1]，综合性医院虽然建立了一套电子信息化管理系统，但电子设备的实际应用情况令人担忧[2]。除电子化、信息化建设外，部分研究者也关注了其他种

---

① 李幼子，王洪兴，计瑛，等.上海市社区儿童健康体检工作的现状与思考[J].中国初级卫生保健，2013，27（12）：39 - 41.
② 翟琳怡.转变思维推进医院档案信息化新突破——上海儿童医学中心智慧型档案室建设探讨[J].智慧健康，2016，2（11）：21 - 25.

类的硬件设备,如有研究认为危重症新生儿转运系统中转运车辆多为老式配置,未及时装备相应的新生儿监护、抢救设备等[①],阻碍了危重新生儿的抢救工作。在所有的研究文献中,认为妇女保健领域物力资源更新问题较不严重和中等严重的文献较多,分别占42.9%和38.1%;认为不存在问题的文献占14.3%,计算物力资源及时更新适宜程度评分为2.0分,对应适宜程度59.0%,仅为纽约水平的59.0%,适宜标准的69.4%。纽约通过不断引入新的设施设备[②③],2017年物力更新及时程度达到了100%,上海需要参考学习纽约建立及时的设备更新建设制度。

2. 上海妇女保健物力资源配置的综合量化

上海妇女保健工作的物力资源适宜程度2017年为58.9%,为纽约的95.6%,适宜标准的69.3%,与最优领域相比尚有14.6%的差距,较2000年相比改善了81.6%。其中,物力资源数量充足程度为57.0%,超过纽约22.1%,较2000年提升58.2%;物力资源种类齐全程度60.8%,较2000年大幅提升了87.2%;物力资源质量适宜程度和及时更新程度为59.0%,为纽约水平的59.0%。以上说明上海物力资源配置状态已获得了一定改善,但物资数量尚存在结构性的不足,种类依然有所欠缺,也未能实现及时的更新,上海需要建立相应的物力配置标准,并建立相应的更新机制。

表 3-9　2017 年上海、北京和纽约妇女
保健物力资源适宜程度(%)

指 标 别	上　海			与纽约比值		与适宜标准比值			与最优领域比值		
	2017	2000	提升	上海	北京	上海	北京	纽约	上海	北京	纽约
物力资源种类齐全程度	60.8	32.5	87.2	217.1	205.0	71.5	67.5	32.9	76.0	100.0	56.0
物力资源数量充足程度	57.0	36.0	58.2	122.1	103.0	67.1	56.6	54.9	87.7	77.3	66.7

---

① 崔倩,朱长才,王婷,等.上海市宝山区危重新生儿转运网络实践研究[J].中国妇幼保健,2017,32(15):3400-3403.

② Kendra J M, Wachtendorf T. Elements of resilience after the World Trade Center disaster: reconstituting New York City's Emergency Operations Centre[J]. Disasters, 2010, 27(1): 37-53.

③ Kohlhoff S A, Crouch B, Roblin P M, et al. Evaluation of Hospital Mass Screening and Infection Control Practices in a Pandemic Influenza Full-Scale Exercise[J]. Disaster Medicine and Public Health Preparedness, 2012, 6(04): 378-384.

续　表

指 标 别	上 海			与纽约比值		与适宜标准比值			与最优领域比值		
	2017	2000	提升	上海	北京	上海	北京	纽约	上海	北京	纽约
物力资源及时更新程度	59.0	30.0	96.8	59.0	61.7	69.4	72.6	117.6	73.8	88.1	100.0
综合：物力资源配置适宜程度	58.9	32.4	81.6	95.6	91.9	69.3	66.6	72.5	85.4	100.0	98.3

3. 物力资源配置促进健康结果逐步改善

2000—2017 年，三地儿童保健工作中物力资源配置的适宜程度呈上升趋势，与孕产妇死亡率呈统计学上的负相关（相关系数－0.947、－0.967 和－0.673）。按照卫生系统宏观模型，物力资源的充分配置可以与管理等机制相互作用，进而保障功能服务的开展，改善健康结果。三地物力资源配置适宜程度提升的同时，管理运行机制随之完善，功能服务不断健全即佐证了这一点。

表 3 - 10　上海、北京和纽约妇女保健物力资源适宜程度与
孕产妇死亡率的相关性与回归分析

城 市	Spearman 等级相关系数	单因素线性回归分析		
		决定系数 R^2	回归系数	t 值
上海	－0.947**	0.904**	－0.141**	－12.677
北京	－0.967**	0.921**	－0.093**	－14.112
纽约	－0.673*	0.219**	－0.049*	－2.399

* $P < 0.05$，** $P < 0.01$。

4. 建立适度超前及时更新的配置制度是重点

上海应当参照纽约，建立一套适度超前、及时更新的物力资源配置机制，保证物力资源满足上海亚洲医学中心城市定位的需求。同时，上海应当重点关注物力资源配置的结构性不足，合理地规划市区与郊区之间、不同类型的机构间物力资源配置的分布，为公平地开展功能服务打下良好的物质基础。

（四）妇女保健信息资源配置情况分析

1. 上海妇女保健信息资源配置的现状分析

（1）监测系统的建设保证了妇女保健信息的广泛收集

上海于 2004 年建立出生信息统计管理系统，仅对育龄期的优生优育问题展开监测。2007 年建立妇幼保健信息系统，对育龄期中的婚前检查、孕产期的高危筛查与管理、产前常规保健工作、产时安全、产后访视等 5 个妇女健康问题展开监测，监测内容包含了 6 大问题的基本情况、人群基本信息及影响因素等。北京 2004 年建立妇幼保健信息系统，对以上 6 个问题开展监测，监测的内容包括疾病基本情况、患病妇女的基本信息及影响因素。以上结果表明，京沪两地自 2004 年建立妇女保健信息系统后，覆盖范围较广泛，但对非意愿妊娠等部分问题的信息收集不足。

（2）利用监测信息开展工作的能力尚有欠缺

在广泛收集信息的基础上，应当对监测信息进行广泛地利用，具体而言即是通过监测信息识别妇女健康风险本底水平、预测妇女健康风险因素的变化并提出干预措施，并在干预事后进行干预效果的评估。经初步量化，截至 2017 年，上海、北京和纽约利用监测信息的能力分别仅为 3.9%、7.5% 和 2.8%，距离一流标准均有很大差距。结果显示，三地利用监测信息把控健康风险、开展工作的能力尚有欠缺。

（3）信息孤岛现象依然存在

政府、业务主管部门、专业妇幼保健机构、医院和高校等其他机构作为妇女保健工作的重要参与者，应当有效地共享妇女保健信息（具体表现在多个机构部门共同发布妇女保健信息）。但实际工作中，上海、北京的信息共享仍然未能充分开展，导致"信息孤岛"依然存在。妇女保健信息在部门间无法充分畅通共享。虽然均建立了基于计算机网络的妇女保健系统，并包含了共享信息的功能，但上海妇女健康信息仅在政府、主管部门及专业机构间实现了共享，医院与科研机构未见使用官方监测数据进行相关研究。部门间信息流动的障碍造成了两地妇女健康指标统计、信息资料的发布者较为单一。截至 2017 年，上海妇女保健相关文献报告仅有 20.2% 有来自不同单位的共同作者，发生数据的部门间共享。因此经初步量化，2017 年上海妇女保健工作各方共享信息的程度为 18.6%，为纽约水平的 27.4%，适宜标准的 21.9%，这表明上海妇女保健工作的"信息孤岛"依然存在。

2. 上海妇女保健信息资源配置的综合量化

综合以上分析可知,上海已建立监测范围较为广泛的信息监测系统,但对监测信息的利用与共享仍存在较大不足,这一定程度制约了信息资源价值的发挥。经初步量化(表3-11),截至2017年,上海信息资源配置的适宜程度为30.8%,为纽约水平的74.9%,适宜标准的36.2%。具体看表3-12,上海妇女保健信息系统已经初步建立并开展工作,广泛收集妇女保健信息的程度为71.6%,高于北京和纽约;信息有效利用的程度仅为3.9%、信息互联共享的程度仅为18.6%。提示,信息利用和共享信息能力的不足制约了信息资源价值的发挥。

表3-11　2017年上海、北京和纽约妇女保健
信息资源配置适宜程度(%)

指　标　别	上　海			与纽约的比值		与适宜标准的比值		
	2017	2000	提升	上海	北京	上海	北京	纽约
信息广泛收集的程度	71.6	0.0	71.6	125.4	125.4	84.2	84.2	67.2
信息有效利用的程度	3.9	0.0	3.9	139.3	267.9	4.6	8.8	3.3
信息互联共享的程度	18.6	0.0	18.6	27.4	60.6	21.9	48.5	80.0
综合：信息资源收集利用程度	30.8	0.0	30.8	74.9	95.4	36.2	46.1	48.4

表3-12　2017年上海、北京和纽约妇女保健信息资源
配置适宜程度(%)——问题类型比较

领域类型别	上海	与纽约的比值		与适宜标准的比值		
		上海	北京	上海	北京	纽约
育龄期保健	20.8	70.2	67.1	24.4	23.4	34.8
孕产期保健	40.9	76.5	104.3	48.2	65.7	63.0
更年期保健	0.0	—	—	0.0	0.0	0.0
妇女保健合计	**30.8**	**74.9**	**95.3**	**36.3**	**46.1**	**48.4**

3. 信息有效利用是妇女保健科学决策的基础

对信息资源进行有效开发、科学管理和有效利用是社会发展进步的重要保

证,而准确、有效的信息资源是科学合理的妇女保健管理决策的基础[①]。卫生系统宏观模型[②]认为,信息处于内部子模中的资源维度,与组织、行政等维度相互作用(如支撑管理监控机制的开展、引导组织架构的设置等),进而影响功能服务的进行,最终改变健康结果。适宜的妇女保健信息资源理论上可以促进管理运行机制的完善、组织架构的健全等,从而提升功能服务的健全程度,使得孕产妇死亡率降低。上海妇女保健信息资源的配置即发挥了对妇女保健工作的支撑作用。2004—2017 年,孕产妇死亡率随着妇女保健信息资源配置的适宜程度的提升而下降,二者显著负相关(相关系数-0.640,$P<0.01$),这也佐证了信息资源对妇女保健工作的支撑作用。

表 3-13 上海、北京和纽约妇女保健信息资源适宜程度与
孕产妇死亡率的相关性与回归分析

城 市	Spearman 等级相关系数	单因素线性回归分析		
		决定系数 R^2	回归系数	t 值
上海	-0.640**	0.413**	-15.218**	-3.353
北京	-0.534*	0.043	-5.093	-0.852
纽约	-0.275*	0.088	-60.993	-2.399

* $P<0.05$,** $P<0.01$。

4. 健全妇女健康信息监测打破信息孤岛

上海和北京应在已有信息系统的基础上,更加注重各类信息的快速分析和实时利用,基于信息监测来精准研判影响妇女健康的风险,及时对疾病和风险因素的变化及趋势进行预测预警,基于此开展相应的干预工作,并对干预工作的效果进行实时评估,从而建立和完善具有监测、预警和防控健康风险因素等功能的完整体系,真正将监测收集到的信息转化为支撑把握妇女健康风险因素的信息资源。

面对"信息孤岛"仍然存在的现实,京沪两地应按照《"健康北京 2030"规划纲要》和《"健康上海 2030"规划纲要》要求,"建立健康数据统一归口和共享机

---

① 刘筱娴.妇幼卫生信息管理学[M].北京:科学出版社,2001:69.

② Avi Yacar Ellencweig. Analyzing Health Systems: a modular approach[M]. London: Oxford University Press,1992.

制"，打通各信息系统互相之间的"鸿沟"，使得信息在不同信息系统间能充分流动，保证各部门间信息的互联互通。同时，建立多部门联合的信息利用和报告发布制度，确保各类机构部门能够共同利用监测信息。

（五）妇女保健资源配置适宜情况分析

1. 妇女保健资源配置整体适宜情况的综合量化

经以上对妇女保健人力、财力、物力以及信息资源的配置情况的分析（见表3-14），可以初步综合量化妇女保健资源配置的适宜程度。经计算，2017年上海妇女保健资源配置适宜程度达到49.3%，较2000年提升151.4，提升明显，但与适宜标准仍有42%的差距。与同类城市比较，上海妇女保健资源配置情况与纽约持平，适宜程度为纽约的104.8%，北京较纽约仍有不足，为纽约的80.7%。

表3-14　2017年上海、北京和纽约妇女保健
资源配置适宜程度

指　标　别	上　海			与纽约比值		与适宜标准比值			与最优领域比值		
	2017	2000	提升	上海	北京	上海	北京	纽约	上海	北京	纽约
人力资源配置适宜程度	47.7	25.6	178.3	67.6	54.4	56.1	45.2	83.1	100	81.1	78.6
财力资源配置适宜程度	69.4	22.5	207.8	98.9	60.7	81.6	50.1	82.6	100.0	74.7	95.4
物力资源配置适宜程度	58.9	32.4	81.6	95.6	91.9	69.3	66.6	72.5	85.4	100.0	98.3
信息资源收集利用程度	30.8	0.0	30.8	74.9	95.4	36.2	46.1	48.4	80.4	48.6	55.0
综合：资源配置适宜程度	49.3	19.6	151.4	104.8	80.7	58.0	44.7	55.3	94.7	65.2	86.5

具体看，财力投入未能保持稳定增长趋势（64.3%），对预防性保健服务的提供机构的投入仍有较多学者认为存在缺口（71.8%）；财力投入不足，妇女保健人员的收入水平以及激励难以保障（57.5%），进而导致目前妇女保健队伍仍存在数量不足（58.0%）、年龄结构不合理、职称与学历偏低（57.6%）等现象；物力资源在数量上仍未能有效满足工作需要（57.0%），且未能实现及时的维护（59.0%）与更新（59.0%）；妇女健康信息的利用（3.9%）与共享（18.6%）也存在

较大问题。提示上海妇女保健的资源配置仍存在保健与医疗的不均衡。如何加强保健工作的经费投入，提升妇女保健人员、队伍的素质与稳定性，以及如何打破"信息孤岛"的现象，是资源配置改善的重点方向。

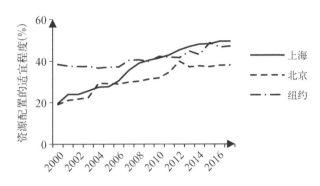

图 3 - 1　2000—2017 年上海妇女保健领域资源配置适宜程度的变化趋势(%)

2. 妇女保健体系资源配置情况评估可行性分析

本书系统收集涉及上海、北京与纽约三地妇女保健资源配置的研究文献，汇总并分析了研究者对三地资源配置在人力、财力、物力以及信息资源配置不足严重情况的评估，进而综合评估资源配置的状况，具备全面性。由前文分析可知，评估结果经初步量化，能够一定程度反映三地在妇女保健资源配置方面的差异，具备可比性。前文结果显示，人、财、物与信息四方面资源配置状况的量化结果与孕产妇死亡率均显示了较好的相关性，并能够一定程度解释妇女健康结果的变化，评估结果具备有效性。综上，本书对妇女保健体系资源配置评估所采用的评估标准及量化探索具备一定的可行性。

二、上海妇女保健组织体系的完善情况

组织体系是妇女保健体系的结构基础，是承担与提供妇女保健功能服务的主干①。城市妇女保健体系的组织架构是一个二维结构。纵向上按照城市的行

---

① NIH. Public Health Systems and Services Research Workforce Report：Recent and Future Trends in Public Health Workforce Research，2009[EB/R]. 2010 - 04 - 21[2019 - 06 - 11]. https://www.nlm.nih.gov/nichsr/phssr/phssr_workforce.html.

政区划设置可划分市、区县及基层三级。横向上每一层级均涉及：① 政府及相关部门，指起主导作用的政府及其所属的具有组织、管理及保障职能的相关部门，如在上海，即涵盖各级政府和卫生、教育、农业等专业部门，以及财政、发展和改革、人力资源社会保障、宣传、民政等职能与综合部门；② 专业机构，指直接提供公共卫生服务的各类专业技术机构，如妇幼保健中心（院、所）、医院、基层卫生机构等①；③ 其他组织，指补充提供部分公共卫生服务的相关协会、基金会、高等院校、科研机构、慈善机构、企业和志愿者团体等，作为第三方一定程度上能够在政府与公众间起到缓冲作用②。

通过梳理世界卫生组织、美国、中国等规划文件并结合专家头脑风暴与论证，本书明确了一个城市开展妇女保健工作至少应涵盖 15 类部门，包括涵盖各个层级的政府、业务主管部门、3 类专业机构（专业公共卫生/医疗/基层卫生服务机构）、4 类关键支撑部门（政策/财力/人事/医保部门）、5 类其他支撑部门（教育/福利/农业/建设/水利部门）及其他组织（如协会、基金会、高等院校等）。其中承担核心管理保障及服务提供职能的"主要部门"包括政府、业务主管、3 类专业机构、4 类关键支撑部门等 9 类。"业务部门"包括业务主管部门及 3 类专业机构。

（一）妇女保健组织架构的完备情况分析

完备的妇女保健组织架构，应能够包含不同层级的政府及相关部门、专业机构、其他组织等。本文通过分析相关方的妇女保健职责对上海妇女保健体系的组织架构完备情况进行了评估。同时，为充分评估上海妇女保健管理与监控机制的状况，课题组在评估上海的基础上将上海与国内同类城市北京及国际同类城市纽约进行了横向比较，具体结果如下。

1. 上海妇女保健组织架构构成的现状分析

（1）组织架构全面纳入业务与关键支撑部门

目前上海妇女保健体系以上海市卫生健康委员会为主管部门，负责监督管

---

① World Health Organization. People's Republic of China health system review［J］. Health systems in transition, 2015，5(7)：1-217.

② 傅华,胡善联,叶细标,等.以生态学的观点建设现代公共卫生体系［J］.中国卫生资源, 2003,6(05)：199-201.

理全市范围的妇女保健工作;以上海市妇幼保健中心为专业公共卫生机构对全市妇女保健工作提供技术指导与业务培训并协助开展绩效考核;并构建了以市妇幼保健机构为龙头、基层卫生服务机构(乡镇卫生院与社区卫生服务中心)为枢纽、村(居)级医疗卫生机构(村卫生室与社区卫生服务站)为网底、市级综合医疗机构为技术补充的三级妇女保健网络。此外,上海妇女保健体系以上海市发展和改革委员会为主要的政策保障部门,负责妇女保健相关政策保障的协调落实,审批、核准妇女保健项目的新建、改建和扩建,并完善妇女保健医疗服务价格管理;以上海市人力资源和社会保障局为人力保障和医保管理部门,负责落实医保和卫生人事相关政策,制定调整生育补贴等妇女保健医疗费的报销标准;以上海市财政局为财力保障部门,负责拨付保障财政经费并监管使用。综上可知,上海妇女保健组织架构全面纳入了承担妇女保健核心管理保障及服务提供职能的主要部门。这为上海有效开展妇女保健工作,促进妇女健康奠定了基础。

(2) 对其他支撑部门的纳入仍有待加强

如表3-15所示,上海、北京与纽约三地妇女保健体系组织架构对其他支撑部门纳入仍存在不足,在6个其他支撑部门中上海平均纳入3.7个部门(占比61.7%),虽高于北京和纽约,但与适宜标准仍有较大差距。上海未见纳入建设和水相关部门,北京未见纳入农业、建设及水相关部门的职责,而纽约未见纳入福利、农业及水相关部门。三地均应加强重视卫生系统外部相关方对妇女健康的贡献,进一步明确支撑部门的妇女保健职责,完善妇女保健组织架构。

表 3-15　上海、北京和纽约妇女保健组织架构覆盖情况

部门分类	组织架构覆盖的部门数			与纽约比值(%)		与适宜标准比值(%)	与最优领域比值(%)
	应覆盖	上海平均	覆盖占比(%)	上海	北京		
业务部门	4	4.0	100.0	112.9	103.2	117.6	100.0
关键支撑部门	4	4.0	100.0	112.5	100.0	117.6	100.0
其他支撑部门	6	3.7	61.7	105.7	80.0	72.5	61.7

2. 上海妇女保健组织架构构成情况的量化探索

在应包含的15类部门中,上海妇女保健组织架构平均纳入其中12.9类

部门。经初步量化(见表 3 - 16),组织架构完备程度为 85.8%。三地比较,上海最优而纽约略低,上海比纽约高 11.3%,北京比纽约高 1.2%。在本书分析的五个领域中,上海儿童保健领域的组织架构完备程度最高(100%),妇女保健比儿保低了 14.2%。上海妇女保健的组织架构完备程度已达到适宜标准。从领域看,孕产期与育龄期的组织架构完备程度接近,分别为 93.8% 与 92.6%,均达到一流标准。上海孕产期保健的组织架构完备程度与北京、纽约持平,育龄期比纽约高了 28.9%。综上可知,上海妇女保健体系的组织架构已基本完备,但对其他支撑部门的纳入仍有不足。

表 3 - 16　2017 年上海、北京与纽约妇女保健
领域组织架构的健全程度(%)

类　型　别	上　海			与纽约比值		与适宜标准比值			与最优领域比值		
	2017	2000	提升	上海	北京	上海	北京	纽约	上海	北京	纽约
育龄期保健	92.6	56.4	64.3	128.9	104.3	109.0	88.2	84.6	92.6	81.3	74.2
孕产期保健	93.8	85.1	10.2	103.3	99.8	110.3	106.6	106.8	93.8	98.2	93.7
更年期保健	0.0	0.0	0.0	—	—	0.0	0.0	0.0	0.0	0.0	0.0
妇女保健合计	**85.8**	**68.5**	**25.2**	**111.3**	**101.2**	**100.9**	**91.8**	**90.6**	**85.8**	**87.3**	**84.2**

3. 组织架构完备是妇女保健体系运行的基础

妇女保健体系的结构层面包括组织、资源以及管理运行机制。建立完备的妇女保健组织架构,理论上应该能推动管理机制的健全与资源的保障,进而完善妇女保健体系的结构。体系结构的改善能够促进服务过程的改善,带来更好的系统结果和健康结果。

解决妇女保健问题需要以政府为主导,相关部门以及非政府组织等共同参与。上海、北京与纽约妇女保健组织架构完备程度呈不断上升趋势,可见三地对多部门共同参与保障妇女健康的认识在不断增强。三地组织架构逐步健全的过程中,孕产妇死亡率也呈现逐步下降的趋势,二者在上海、北京显示了显著相关性($P < 0.05$),提示组织架构的健全对健康结果产生影响,发挥了相应的作用。此外,本书对管理运行机制、资源配置以及功能服务等要素的评估结果显示,上海市 2000—2017 年财力资源配置的适宜程度

由 22.50％提升至 69.40％,管理与监控机制的完善程度由 21.08％提升至 35.11％,协调与激励机制的健全程度由 19.45％提升至 60.94％,功能服务健全程度由 56.9％提升到 71.6％,也佐证了组织架构完备对体系运行的促进作用。

表 3－17　上海、北京和纽约妇女保健组织架构完备程度与
孕产妇死亡率的相关性与回归分析

城　市	Spearman 等级相关系数	单因素线性回归分析		
		决定系数 R^2	回归系数	弹性系数
上海	−0.687**	0.439**	−15.218**	−4.820
北京	−0.478*	0.199*	−14.093*	−1.375
纽约	−0.082	0.043	−60.993	−0.822

* $P<0.05$,** $P<0.01$。

4. 加强重视支撑部门对妇女保健的作用

综上,上海妇女保健组织架构的改善,一方面需要加强重视卫生系统外部对妇女健康的贡献,秉承"健康融入万策"的理念,进一步明确相关支撑部门的妇女保健职责;另一方面对于已纳入妇女保健体系的相关方,应进一步针对所有妇女保健问题明确其职责,建立健全协调机构或机制以促进各方妇女保健工作开展的协调统一,并完善相应监管、评估与激励的机制保障各方职责的落实。

(二) 妇女保健组织体系协调的权威情况分析

在组织架构完备的基础上,完善的妇女保健组织体系还应具有统筹协调相关各方的能力。妇女保健体系的组织协调能力依赖体系协调者的权威保障,主要体现在两个方面:一方面是常规工作中协调者的权威,取决于政府层面分管负责人的职权范围与协调能力;另一方面是应对突发或重大妇女保健事件时协调者的权威,反映为体系所建立的协调机构(机制)的覆盖范围与协调能力。本章从以上两个方面对上海妇女保健组织体系统筹协调的权威性进行了量化评估。同时,为充分评估上海妇女保健管理与监控机制的状况,将上海与国内同类城市北京及国际同类城市纽约进行了横向比较,结果如下。

1. 上海妇女保健组织体系协调能力的现状分析

(1) 已建立覆盖全面的统筹协调机制

上海自 SARS 疫情暴发后建立公共卫生工作联席会议制度,妇女保健也涵盖其中。联席会议由分管副市长担任第一召集人,各委办局、各区县政府共 34个相关部门作为联席会议成员单位,对开展妇女保健工作的业务部门、关键支撑部门和其他部门实现了全覆盖;联席会议下设卫生防病专委会、艾滋病专委会、提高出生人口素质专委会等 7 个专业委员会,分别由相关部门牵头,具体协调专委会范围内各项政策、措施。而在北京和纽约并未见到有类似的机制对妇女保健各相关方进行统筹协调。

表 3 - 18　上海、北京和纽约妇女保健统筹协调机制的协调能力

部门分类	协调者日常工作中能直接影响的部门数			与纽约比值(%)		与最优领域比值(%)
	应能影响	上海平均	影响占比(%)	上海	北京	
业务部门	4	4.0	100.0	—	—	100.0
关键支撑部门	4	4.0	100.0	—	—	100.0
其他支撑部门	6	6.0	100.0	—	—	91.9

(2) 妇女保健体系统筹协调机制运转良好

自 2004 年上海市公共卫生联席会议制度建立以来,共召开 6 次公共卫生工作联席会议(2007、2009、2011、2013、2014、2017),发布了 6 次工作要点(2009、2010、2011、2015、2016、2017),例如在 2017 年指出市卫计委、各区政府负责,市公安局、市委宣传部、市民政局、市工商局、市食品药品监管局、市妇联等各有关成员单位配合强化孕产妇风险预警、危重孕产妇救治、产褥期保健等环节管理。探索社区生殖健康促进模式,加强流动人口、青少年、未婚育龄和更年期人群生殖健康公共卫生服务,进一步加强人工终止妊娠管理。提示,上海市公共卫生工作联席会议在应对妇女保健的重大问题时能够有效发挥相应的协调作用。

(3) 上海妇女保健三级网络协调有效

在母婴安全方面,上海市卫生系统一直重视妇女保健三级网络的相互协调。通过建立危重孕产妇抢救中心,开展妊娠风险预警评估管理等措施,加强了专业机构、医疗机构以及基层卫生服务机构之间的沟通与协作,妇幼保健三级网络的

工作效能和整体水平得到了全面提升。目前这些措施已在全国范围内被广泛采用。而纽约在孕产妇保健的协调上仍存在较大问题,未见针对孕产妇保健形成明确的协调机制。

(4) 对支撑部门日常妇女保健工作的协调能力不足

目前,上海政府层面的公共卫生的负责人,共分管教育、卫生和计划生育、医保、文化、广播影视、新闻出版、涉台事务、侨务、体育、旅游、知识产权、文史、参事、妇儿委、档案等工作。在应协调的 15 个部门中,上海实际分管了 8 个,包括所有业务部门(机构)和医保部门等,尚无法协调政策保障部门、财力保障部门、人事保障部门等关键支撑部门以及福利部门、建设部门、农业部门等其他支撑部门。上海妇女保健的政府层面分管负责人的职权范围仅能影响 23% 的关键支撑部门和 39.4% 的其他支撑部门。提示,上海在妇幼保健常规工作中协调各部门,尤其是对强力支撑部门的协调不足。经初步量化(表 3 - 19),常规工作的统筹协调权威程度仅为 25.5%,距离一流标准仍有 70% 的差距。

表 3 - 19　上海、北京和纽约妇女保健分管负责人日常工作协调能力

部门分类	协调者日常工作中能直接影响的部门数			与纽约比值(%)		与最优领域比值(%)
	应能影响	上海平均	影响占比(%)	上海	北京	
业务部门	4	4.0	100.0	112.9	103.2	100.0
关键支撑部门	4	0.9	23.0	107.9	200.0	91.9
其他支撑部门	6	2.4	39.4	161.9	200.0	91.9

2. 上海妇女保健组织体系协调能力的量化探索

综上分析,北京与纽约未见统筹协调机制,纽约孕产期保健服务也缺乏联动机制。而上海妇女保健体系能够在应对重大妇女保健问题时发挥较好的协调能力,为上海整体妇女保健工作的协调统一奠定了基础;并通过模式创新加强了三级网络的相互协作,促进了保健与临床相结合。但上海妇女保健组织协调仍有短板,体系对支撑部门日常工作的协调能力仍有待加强。

经初步量化(表 3 - 20),上海妇女保健组织体系统筹协调的权威程度(简称为"协调权威程度")为 52.1%,与一流标准仍有 38.7% 的差距。在同类型城市中具有比较优势,上海比纽约高 504.0%,北京比纽约高 71.4%。

表 3-20　2017 年上海、北京与纽约妇女保健组织体系
协调者的权威程度(%)一分指标情况

类　型　别	上　海			与纽约比值		与适宜标准比值			与最优领域比值		
	2017	2000	提升	上海	北京	上海	北京	纽约	上海	北京	纽约
重大问题的统筹协调权威程度	78.8	0.0	—	—	—	92.7	0.0	0.0	91.9	0.0	0.0
常规工作的统筹协调权威程度	25.5	23.6	7.9	123.3	171.4	30.0	41.7	24.3	91.9	85.1	85.1
组织体系协调者的权威程度	**52.1**	**11.8**	**341.0**	**504.0**	**171.4**	**61.3**	**20.9**	**12.2**	**91.9**	**40.5**	**21.0**

表 3-21　2017 年上海、北京与纽约妇女保健组织体系
协调者的权威程度(%)一分类型情况

类　型　别	上　海			与纽约比值		与适宜标准比值			与最优领域比值		
	2017	2000	提升	上海	北京	上海	北京	纽约	上海	北京	纽约
育龄期保健	56.7	11.1	410.7	583.7	171.4	66.8	19.6	11.4	100.0	28.4	18.7
孕产期保健	56.7	13.9	308.6	466.9	171.4	66.8	24.5	14.3	100.0	35.5	23.4
更年期保健	0.0	0.0	0.0	—	—	0.0	0.0	0.0	0.0	0.0	0.0
妇女保健合计	**52.1**	**11.8**	**341.0**	**504.0**	**171.4**	**61.3**	**20.9**	**12.2**	**91.9**	**40.5**	**21.0**

3. 组织体系统筹协调对妇女保健体系的影响

跨部门合作、协调和联动,以整合的方式形成合力,是妇女保健体系有效应对妇女健康问题的关键[1]。京沪纽三地的妇女保健协调权威程度均呈上升趋势,而伴随其提升,三地孕产妇死亡率均呈现下降趋势,提示组织体系协调权威程度的提升对健康结果产生了积极的影响。理论上,妇女保健组织体系协调能力的提升,会有效促进相关各方妇女保健工作开展的协调统一,对妇女保健的管理运行机制、人财物资源配置以及妇女保健服务提供等多方面要素产生积极的影响,综合作用下促进妇女健康结果的改善。京沪两地组织协调权威程度与孕产妇死亡率呈显著的

① 傅华.以"大卫生大健康观"来建设现代公共卫生体系[J].上海预防医学,2017,29(10): 750-753.

负相关性($P<0.05$),且本研究发现其他要素的评估结果也随着组织协调权威程度的提升而改善(如北京市管理运行机制的完善程度、功能服务的健全程度分别由 2000 年的 23.9%、56.9%提升至 2017 年的 46.1%、71.6%),这些均佐证了组织体系统筹协调对妇女保健体系的运行以及妇女的健康结果都具有积极的意义。

表 3-22 上海、北京和纽约妇女保健组织协调者权威程度与
孕产妇死亡率的相关性与回归分析

城 市	Spearman 等级相关系数	单因素线性回归分析		
		决定系数 R^2	回归系数	t 值
上海	−0.844**	0.542**	−6.218**	−2.175
北京	−0.605**	0.356**	−3.093**	−2.023
纽约	−0.185	0.188	−60.993	—

* $P<0.05$,** $P<0.01$。

4. 进一步完善妇女保健组织协调的重点方向

上海妇女保健体系应当考虑在职责清晰、激励明确的基础上,参照应对重大问题时的"联席会议制度",由政府牵头或授权委托,建立、健全常规工作的协调领导小组或协调机制,统筹协调各部门,尤其确保将关键支撑部门纳入协调范围,改变当前协调乏力的局面,更好地统领各方围绕"促进妇女健康"的共同目标努力。

(三)妇女保健组织各方职责的明确情况分析

妇女保健组织体系要充分发挥作用并协调统一,完备的组织架构与协调者的权威只是基础,更重要的是需明确组织体系相关各方的职责分工,避免职能的交叉和重叠,并保障职责落实。结合文献分析和领域工作者实践经验,本书认为:要避免职能交叉重叠保障职责落实,明确的部门职责应首先做到职责清晰,即部门职责应能够反映该部门职责的内容和范围,通过描述可以划定职责的边界;其次,应在清晰的基础上,以量化形式明确职责落实的标准与要求,包括数量、质量、期限、频率等,以保证职责落实可以被量化考核。因此,本文对妇女部门职责的分析,主要从部门职责是否提及、是否清晰以及能否被考核三个方面进行。经分析,上海、北京与纽约三地妇女保健部门职责的明确情况如下。

1. 上海妇女保健职责分工明确情况的现状分析

（1）相关方职责提及比例较高

在妇女保健应覆盖的 15 个部门中，上海平均提及其中 12.6 个部门职责，并基本覆盖市—区（县）两级，部门职责提及程度达到 80.4%，基本达到适宜标准。三个城市基本持平，上海比纽约高 2.1%，北京比纽约低 10%。具体看，妇女保健业务部门和人力、财力等资源保障部门的职责提及比例较高，提及比例均超过 80%；而其他支撑部门的提及比例较低，6 个其他支撑部门中上海平均提及 3.7 个部门的职责（占比 61.7%），高于北京和纽约。在已关注的问题中，上海未见提及建设和水利相关部门的职责，北京未见农业、建设及水利相关部门的职责，而纽约少见福利、农业及水利相关部门的职责且未见提及专业机构在产后访视方面的职责。从趋势看，上海与纽约 2000 年部门职责提及的基础较好，部门职责提及程度分别为 65.8% 和 67.9%，北京仅为 45.7%，这表明上海与纽约较早意识到妇女健康依赖卫生系统内部及外部多方的共同投入。

（2）业务部门的职责相对明确

如表 3-23 所示，在四类提供具体妇女保健服务的业务部门中，上海妇女保健领域平均有 3.6 个部门职责清晰（占比 90%），而有 2.4 个部门职责可考核（占比 60%）。从类型看，三地孕产期保健业务部门在部门职责明确方面，均优于育龄期保健类型。上海孕产期保健类型的所有业务部门的职责均清晰可考核，占比 100%，是本书分析的六类领域的最优水平，并达到适宜标准。同类城市中，北京略低于上海，有 93.8% 的业务部门职责清晰可考核，应对产时安全问题未见基层卫生服务机构有可考核的职责。而纽约仅 75% 的业务部门职责清晰可考核，主要是在产后访视问题方面未见专业机构的职责。

表 3-23　2017 年上海、北京与纽约妇女保健
组织体系职责分工的清晰情况

字段别	职责清晰的部门数			与纽约比值（%）		与最优领域比值（%）
	应覆盖	上海平均	覆盖占比（%）	上海	北京	
业务部门	4	3.6	90.0	116.1	100.0	100.0
关键支撑部门	4	2.4	60.0	100.0	104.2	100.0
其他支撑部门	6	2.9	48.3	207.1	121.4	100.0

表 3 - 24　2017 年上海、北京与纽约妇女保健
组织体系职责分工的可考核情况

字段别	职责可考核的部门数			与纽约比值(%)		与最优领域比值(%)
	应覆盖	上海平均	覆盖占比(%)	上海	北京	
业务部门	4	2.4	60.0	109.1	95.5	100.0
关键支撑部门	4	0.0	0.0	0.0	0.0	100.0
其他支撑部门	6	0.0	0.0	—	—	100.0

（3）部门职责明确的进步较快

如图 3 - 2 所示,2000—2017 年,三地部门职责明确程度均有一定提升,尽管上海与北京基础较差(仅 9.5% 和 1.8%),但提升幅度明显,至 2017 年分别提升 195.6% 与 1216.8%,而纽约仅提升 7.8%。上海至 2002 年即有较明显提升,在国内率先发布《上海市孕产期保健工作规范》,文中明确了基层、医疗机构与专业公共卫生机构在高危筛查、产前保健、产时保健及产后访视方面的职责,如规定"经明确诊断患有妊娠梅毒的高危产妇,防疫站及妇幼所应每月随访一次,直至分娩……抽血查 RPR 的滴度变化,如有上升 4 倍以上或症状出现应视为复发需加倍治疗","医疗机构凡发生孕产妇死亡均应在死亡后 24 小时内报告(电话或口头)所在区域妇幼所,妇幼所必须在死亡后 48 小时内报告上海市妇女保健所"。而北京在 2009 年国家发布第一版《基本公共卫生服务规范》后才有明显提升,至 2012 年才达到上海水平。以上分析表明,上海在我国妇女保健职责明确方面具有先进性。

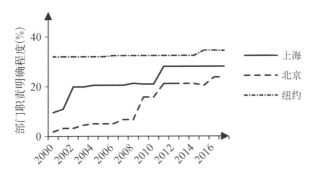

图 3 - 2　2000—2017 年三地妇女保健领域部门
职责明确程度的变化趋势(%)

（4）支撑部门的职责仍不清晰

经分析，关键支撑部门与其他支撑部门仅有 60% 与 48.3% 的部门职责清晰。在上海与北京妇女保健领域关键支撑部门中，人力保障部门的职责尚未清晰；在其他支撑部门中，建设、水利部门未见清晰的职责描述。以人力保障部门为例，两地仅见"配合同级卫生行政部门做好母婴保健工作"；"在各自职责范围内，协同卫生行政部门做好母婴保健工作"等模糊的规定。而在纽约人力保障部门、教育、福利、农业及建设部门均未见清晰的部门职责。

（5）支撑部门的职责不可考核

在妇女保健应覆盖的 15 个部门中，上海仅有业务部门职责可考核，关键支撑部门和其他支撑部门职责均不可考核，妇女保健部门职责可考核程度仅为 17.9%，比一流标准低了 78.9%。支撑部门职责不可考核对妇女保健整体职责可考核程度的影响达到 -62.5%。在上海，关键支撑部门如政策保障部门，仅见"发展改革部门要加强相关政策保障的协调落实，依据规划对新建、改建和扩建项目进行审批、核准，完善医疗服务价格管理"等针对职责内容的描述；其他支撑部门，如教育部门仅见"市教委负责中学青春期教育和大中专学生性教育及评估工作"；"教育部门要根据产科服务人力资源缺口状况，调整优化医学院校专业和课程设置，完善招生结构和规模"等规定，未见有文件明确支撑部门妇女保健职责落实的标准与要求，考核无据可依难以实施。在三地妇女保健支撑部门中，仅纽约的医保部门的职责可考核，如在保险法第 3216 节中规定"所有个人健康保险政策必须包括母亲和新生儿在分娩后至少 48 小时（剖宫产手术时间为 96 小时）的住院医院保险，如果母亲选择早于此时间出院，则必须至少进行一次家庭护理周期"等量化可考核的职责描述。综上可知，上海支撑部门职责不可考核是影响妇女保健部门职责明确的最主要因素。

（6）育龄期保健仍有较大不足

三地育龄期保健在部门职责明确方面均有较大不足。在 15 类部门机构中，上海平均仅有 1.6 个部门职责清晰可考核，部门职责明确程度仅为 16%，距离一流标准有 81.2% 的差距，虽高于北京，但比纽约低 34.7%。具体来看，不仅支撑部门的职责全都不可考核，部分业务部门的职责也不清晰不可考核。如，不孕不育问题，仅卫生行政部门有清晰可考核的职责；而非意愿妊娠问题，业务部门的职责也不清晰不可考核。提示，上海育龄期保健与孕产期保健在部门职责明确方面的差距主要体现在业务部门,上海应借鉴孕产期保健的经验首先重点使育龄期保健业务部门职责明确。

2. 上海妇女保健职责分工明确情况的量化比较

截至 2017 年,上海在妇女保健应涉及的 15 类部门(机构)中,仅业务部门职责清晰且可考核,而支撑部门的职责或不清晰或不可考核,妇女保健部门职责明确程度仅为 28.0%(表 3-25),距离适宜标准有 67.1% 的差距,差距较大。本研究首批评估的六个领域比较,传染病预防控制领域部门职责明确程度最优(46.6%),妇女保健与最优仍有 40% 的差距。上海、北京与纽约三个城市比较,纽约最高达到 34.4%,上海比纽约低 13.7%,北京比纽约低 31.2%,提示上海妇女保健部门职责明确程度尽管在国内同类城市间有比较优势,但与国际同类城市比仍有一定差距,要达到一流仍需要较大程度的完善。

表 3-25　2017 年上海、北京与纽约妇女保健
组织体系职责分工明确程度(%)

领域类型别	上　海			与纽约比值		与适宜标准比值			与最优领域比值		
	2017	2000	提升	上海	北京	上海	北京	纽约	上海	北京	纽约
育龄期保健	16.0	10.6	51.1	65.3	48.9	18.8	14.1	28.8	26.7	23.6	36.4
孕产期保健	38.9	12.7	282.9	86.3	75.1	45.8	39.8	53.0	65.1	66.8	67.2
更年期保健	0.0	0.0	0.0	—	—	0.0	0.0	0.0	0.0	0.0	0.0
妇女保健合计	**28.0**	**9.5**	**195.6**	**81.3**	**68.8**	**32.9**	**27.9**	**40.5**	**60.0**	**55.3**	**79.7**

3. 职责明确促进妇女健康结果的改善

明确的部门职责是管理与监控机制发挥规范作用的基础。若职责不清晰,可能会引起职能交叉重叠[1][2],造成多头管理等影响职责落实的问题[3];而职责不可考核,则考核的标准就没有来源和依据[4],相应职责落实的监督控制就无法开展。

---

① 薄涛.疾病预防控制机构突发公共卫生事件应急能力理论与评估研究[D].济南:山东大学,2009.

② 罗艳秋.重庆市基本公共卫生服务均等化多部门合作管理机制研究[D].重庆:重庆医科大学,2013.

③ 陈中兴.职责精细化有效解决城市管理边界不清问题[J].上海城市发展,2009(4):60.

④ 丁溪.管理学原理[M].中国商务出版社,2010:113.

妇女保健体系的"结构—过程"受到职责分工的影响。部门的职责分工既是组织体系各部门开展工作的依据与相互协作的纽带[①],也是行政管理的抓手[②]与资源配置的保障。职责若不明确,体系结构上的部门协调与资源配置以及体系的服务过程均会受其影响。如财力/人力保障部门的职责不明确,则妇女保健工作的人员配置与经费投入都可能出现问题。2008 年的研究发现,上海 19 个区县妇幼保健所的人力资源配置低于全国县级平均水平,而 7 个孕产妇死亡监测点妇幼卫生经费投入占本市卫生事业经费的比例低于全国平均水平[③]。

妇女健康结果也会受到职责分工的影响。理论上,更明确的职责应能够更好地规范各方妇女保健工作的开展,促进相关资源的落实,进而提升服务质量,推动健康结果改善。评估结果显示,三地孕产妇死亡率随着职责明确程度的提升,均呈现一定下降趋势,如表 3-26 所示,京沪两地孕产妇死亡率与部门职责明确程度之间存在显著的负相关性,也佐证了部门职责的作用。此外,纽约 2016 年的孕产妇死亡率明显降低,与 2015 年职责明确程度明显上升显示了一致性,可以预测在更明确的部门职责推动下,纽约的孕产妇死亡率应在 2016 年后维持较低水平。

表 3-26   上海、北京和纽约妇女保健部门职责明确程度与
孕产妇死亡率的相关性与回归分析结果

城　市	Spearman 等级相关系数	单因素线性回归分析		
		决定系数 R^2	回归系数	t 值
上海	−0.976**	0.523**	−14.235**	−4.213
北京	−0.885**	0.486**	−13.091**	−4.352
纽约	−0.334*	0.288*	−43.993*	−3.127

* $P<0.05$,** $P<0.01$。

① 苌凤水,柴煜卿,罗力,等.艾滋病预防控制工作中的部门职责与协调关系研究[J].中国艾滋病性病,2006,12(5):396-398.
② 沈荣华.明确各级政府在实现基本公共服务均等化中的职责[J].中国机构改革与管理,2013(6):35.
③ 施红,朱丽萍,秦敏,等.上海市社区妇女保健服务现状调查[J].中国妇幼保健,2008,23(31):4477-4479.

4. 加强妇女保健部门职责明确的重点方向

根据以上分析可知,上海部门职责仍有较大程度不明确。为完善管理与监控机制,提升妇女保健体系建设水平,一方面,上海应借鉴孕产期保健成功经验,在政策中明确育龄期保健业务部门的职责,量化职责落实的标准与要求;另一方面,在维持业务部门职责明确的基础上,进一步明确支撑部门尤其是为体系提供财力、人力保障的关键支撑部门的职责,以制度明确支撑部门在妇女保健领域的职责内容,划清职责边界,细化工作流程,并以量化形式明确职责落实的规范和要求,保证支撑部门妇女保健工作开展有章可凭,为进一步实施考核评估提供依据。

(四) 妇女保健组织体系整体完善情况的分析

1. 妇女保健组织体系整体完善情况综合量化

综合以上三方面的分析,上海妇女保健体系组织架构已较为完备,能够很好支撑妇女保健工作的开展(组织架构完备程度85.8%),建立了广泛覆盖的公共卫生统筹协调机制,能够在应对重大妇女保健问题时发挥较好的协调能力(重大问题的统筹协调权威程度为78.8%)。但体系对日常工作的协调能力仍存在不足(常规工作的统筹协调权威程度仅为25.5%),且支撑部门尤其是为体系提供财力、人力等资源保障的关键部门的职责不清晰不可考核(职责明确程度为28.0%),可能限制上海妇女保健组织体系发挥作用。经初步量化(表3-27),结果显示上海妇女保健组织体系完善程度为64.6%,比北京高27.5%,比纽约高27.8%,距离一流标准仍有24.0%的差距。

表 3-27　2017 年上海、北京与纽约妇女保健
组织体系完善程度(%)

指标别	上　海			与纽约比值		与适宜标准比值			与最优领域比值		
	2017	2000	提升	上海	北京	上海	北京	纽约	上海	北京	纽约
组织架构的完备程度	85.8	68.5	25.2	111.3	101.2	100.9	91.8	90.6	85.8	87.3	84.2
协调者的权威程度	52.1	11.8	341.0	504.0	171.4	61.3	20.9	12.2	91.9	40.5	21.0
职责分工明确程度	28.0	9.5	195.6	81.3	68.8	32.9	27.9	40.5	60.0	55.3	79.7
组织体系的完善程度	**64.6**	**41.1**	**57.3**	**127.8**	**100.2**	**76.0**	**59.6**	**59.5**	**85.6**	**76.5**	**79.8**

表 3-28   2017 年上海、北京与纽约妇女保健组织体系
完善程度(%)——问题类型比较

领域类型别	上　海			与纽约比值		与适宜标准比值			与最优领域比值		
	2017	2000	提升	上海	北京	上海	北京	纽约	上海	北京	纽约
育龄期保健	66.8	34.8	92.2	146.8	101.7	78.6	54.4	53.6	87.0	64.8	64.3
孕产期保健	72.3	50.5	43.4	119.5	99.6	85.1	70.9	71.2	94.2	84.4	85.5
更年期保健	0.0	0.0	0.0	—	—	0.0	0.0	0.0	0.0	0.0	0.0
妇女保健合计	64.6	41.1	57.3	127.8	100.2	76.0	59.6	59.5	85.6	76.5	79.8

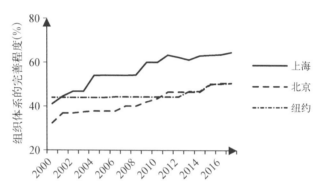

图 3-3   2000—2017 年上海妇女保健领域组织
体系的完善程度的变化趋势(%)

2. 妇女保健组织体系状况评估的可行性分析

本书系统收集涉及上海、北京与纽约三地妇女保健且具有约束力的政策文件,应用"适宜公共卫生评估标准"以及组织体系的定位,从组织架构是否完备,协调机构(机制)是否具有权威性,部门职责分工是否明确三方面综合评估了三地妇女保健组织体系的状况。前文分析可知,评估结果能够反映三地在妇女保健组织体系上的差异,初步量化后结果显示的差异与分析结果具有一致性。经相关与回归分析,评估结果与健康结果之间存在较好的相关性,能够一定程度解释健康结果的变化,提示评估具备有效性。综上,本书对妇女保健组织体系评估所采用的评估标准以及量化的探索具备一定的可行性。

三、上海妇女保健体系管理运行完善情况

在组织体系既定,资源配置适宜的基础上,如何管理运行决定了公共卫生体系的效能。管理运行是妇女保健体系达成目标和产出效益的决定因素,主要体现为构建与落实管理与监控、计划与评估、筹资与补偿、协调与持续等各类机制。

(一) 上海妇女保健管理与监控机制健全情况分析

管理与监控机制是管理运行机制的重要组成部分[1],旨在规范和约束体系的良性运行[2],是决定管理功效的核心问题[3]。要充分发挥规范与约束作用,健全的管理与监控机制应具有全面性和权威性且能够切实规范约束相关各方行为。本章从管理与监控机制内容形式完备程度与部门职责明确程度分析管理与监控机制是否全面,从管理与监控机制的权威程度分析机制是否具备权威,从管理与监控机制的可行程度分析机制能否切实规范约束各方行为。

1. 从管理内容分析管理与监控机制的全面性

管理与监控机制规范并约束体系的良性运行,全面性是其发挥规范约束作用的基础。妇女保健体系的运行涉及的要素众多,既包括目标、任务、职责以及计划、考核、激励、评估等无形要素,也包括组织、人、财、物等有形要素[4]。机制能否全面覆盖体系各项管理内容,势必影响体系的运行。借鉴我国免疫规划体系的管理制度,并结合专家咨询论证,本书明确了全面的管理与监控机制应至少包含战略目标、任务措施、服务内容与规范、机构设置、人员配置、工作经费、物资供应、信息监测、职责分工、监督控制、部门协调与激励措施等 25 个方面的内容。

(1) 上海管理与监控机制内容覆盖范围的现状分析

a. 六成管理内容覆盖所有妇女保健问题

如表 3 - 29 所示,任务措施、服务内容、服务对象及范围、信息系统建设、健

---

① 闫涛,孙晓红.管理学 第 3 版[M].大连:东北财经大学出版社,2012:35.

② 崔援民.现代管理学原理[M].北京:中国经济出版社,1989:24.

③ 李朋.管理学.第 2 版[M].北京:北京理工大学出版社,2014:57.

④ Turnock B J. Public health:what it is and how it works[M]. Jones and Bartlett,2009:184.

康信息监测、职责分工、监督控制以及奖惩措施等内容覆盖全面,在妇女保健十个应关注的问题中,三地平均超过 80% 的问题的管理与监控机制提及了相应内容。上海有 19 个内容形式的问题覆盖率超过 80%,其中 15 个内容形式覆盖率达 90%(覆盖所有已关注问题),占 25 个内容形式的 60%。具体包括:中长期目标、短期目标、任务措施、政策制定、服务内容、服务对象及范围、机构设置标准、人员配置标准、信息系统建设、健康信息监测、职责分工、监督控制、考核指标、奖惩措施及评估标准。北京有 21 项(84%)内容形式的覆盖率达到 80%,而纽约仅 13 项(52%)内容形式覆盖率达到 80%。

表 3－29　2017 年上海、纽约与北京妇女保健领域
有管理机制内容形式的问题占比(%)

内 容 形 式	上　海		北　京		纽　约		三城市平均覆盖率
	覆盖率[a]	影响[b]	覆盖率	影响	覆盖率	影响	
任务和措施	90	−0.2	80	−0.4	80	−0.4	83.1
服务内容	90	−0.2	80	−0.4	80	−0.4	83.1
服务对象及范围	90	−0.2	80	−0.4	80	−0.4	83.1
信息系统建设标准	90	−0.2	80	−0.4	80	−0.4	83.1
健康信息监测标准	90	−0.2	80	−0.4	80	−0.4	83.1
职责分工	90	−0.2	80	−0.4	80	−0.4	83.1
监督控制方式	90	−0.2	80	−0.4	80	−0.4	83.1
奖惩(激励)措施	90	−0.2	80	−0.4	80	−0.4	83.1
政策制定	90	−0.2	80	−0.4	70	−0.6	79.8
经费来源	80	−0.4	80	−0.4	80	−0.4	79.7
经费投入标	80	−0.4	80	−0.4	80	−0.4	79.7
经费保障措施	80	−0.4	80	−0.4	80	−0.4	79.7
考核指标	90	−0.2	80	−0.4	70	−0.6	79.8
专业人员资格标准	70	−0.6	80	−0.4	80	−0.4	76.3
中长期目标(五年以上)	70	−0.6	80	−0.4	70	−0.6	73.0
操作规范	70	−0.6	70	−0.6	80	−0.4	72.9
技术标准	60	−0.8	70	−0.6	70	−0.6	66.2
人员配置标准	90	−0.2	80	−0.4	30	−1.4	66.5
物资价格标准	90	−0.2	80	−0.4	30	−1.4	66.5

内 容 形 式	上 海		北 京		纽 约		三城市平均覆盖率
	覆盖率[a]	影响[b]	覆盖率	影响	覆盖率	影响	
近期目标(五年以下)	90	−0.2	80	−0.4	20	−1.6	63.1
机构设置标准	90	−0.2	80	−0.4	10	−1.8	59.8
评估标准	90	−0.2	80	−0.4	10	−1.8	59.8
部门协调方式	70	−0.6	80	−0.4	20	−1.6	56.3
供应链管理	80	−0.4	70	−0.6	0	−2.0	49.7
服务流程	60	−0.8	70	−0.6	10	−1.8	46.2

a. 覆盖率为对应内容形式覆盖 10 类妇女保健问题的比例;b. "影响"为内容形式覆盖率未达到 100% 导致内容形式完备程度下降的程度。

b. 孕产期保健已提及所有管理内容

如表 3-29 所示,上海和北京的孕产期保健管理与监控机制覆盖了所有 25 种内容形式。而纽约孕产期保健四个问题平均覆盖了 19.2 个内容形式,缺失比例 23.0%,主要缺失服务流程、人员配置、部门协调以及评估标准等内容。

c. 上海管理内容的覆盖具备先进性

一方面,上海内容形式覆盖具有较好的基础。2000 年前上海即有《妇幼卫生工作条例》《中华人民共和国母婴保健法》《孕产妇保健条例》《上海市母婴保健条例》等法律法规涉及各种内容形式。特别是,1998 年上海人口计生委组织制定了《上海市育龄群众普遍享有基本生殖保健服务工作规划(1998—2000 年)》,这是全国第一个省(直辖市、自治区)级生殖保健规划。规划中对育龄期保健的中长期目标、服务内容、服务人群、人员配置、经费来源、职责分工、监督控制以及评估标准等都做了较为明确的规定,这为上海妇女保健工作的开展奠定了基础。

另一方面,上海内容形式覆盖的改善一直领先于北京和纽约。上海妇女保健内容形式覆盖从 2001 年即有较明显改善,2001 年上海发布《上海市人人享有优质生殖保健服务目标三年规划(2001—2003)》,在 1998 工作规划的基础上进一步提出"研制生殖保健服务计算机管理信息系统""制定生殖保健服务的工作规范和服务质量标准""初步建立科学的生殖健康监测评估体系"等内容。北京至 2011 年才有明显提升,比上海晚约 10 年,该年北京发布《北京市"十二五"时期妇女发展规划》,首次针对非意愿妊娠问题提出"保障妇女享有避孕节育知情选择权,减少非意愿妊娠"的战略目标,将控制非意愿妊娠纳入妇女保健体系工作中。而纽约自 2012 年开始才有明显提升,以考核评估为例,如 2008 年发布的 *Prevention Agenda Toward the Healthiest State*(2008—2012)中仅涉及非意愿妊娠的评估指标,至 2012 年发布的 *New York State Community Health Indicator Reports*(CHIRS)才涉及育龄期保健的其他问题的评估指标。

以上结果表明,上海比北京和纽约更早开始重视从内容形式上完善妇女保健管理与监控机制,在我国发挥了一定引领作用,具备先进性。

d. 服务流程等管理内容仍存在缺失

服务流程、供应链管理、部门协调、评估标准及机构设置标准等内容形式在三地妇女保健政策文件中较少集中涉及。在应关注的 10 个妇女保健问题中,三地平均仅有不足 60% 的问题有相应的规定发布。以服务流程为例,上海未见有文件清晰描述不孕不育、不安全人工流产及非意愿妊娠等问题的服务流程;而在纽约,除了产前常规保健相关文件涉及了工作流程,其他问题均未见提及。分析其对内容完备的影响,以上五类内容形式覆盖率不足对上海的影响程度为 -2.2%,北京为 -2.4%,纽约为 -9.0%。

e. 育龄期保健管理内容的覆盖不足

三地孕育龄期保健内容形式覆盖情况均弱于孕产期保健。在 25 项内容形式中,上海、北京和纽约育龄期保健仍分别有 14.4%、23.2% 和 44.8% 的内容缺失。以上海为例,主要是针对不孕不育与非意愿妊娠问题未见有政策文件提及短期目标、服务流程、服务规范、专业人员准入标准等方面内容。分析对内容完备的影响,育龄期保健内容形式覆盖不足对上海的影响程度为 -4.9%,北京为 -7.8%,纽约为 -15.1%。除去三地未关注的更年期保健问题,育龄期保健内容形式完备程度的不足,是影响京沪妇女保健管理机制内容形式完备的主要因素。

若仅比较已关注问题的平均情况,上海育龄期保健内容完备程度(85.6%)低于北京(96.0%),提示上海虽多关注了不孕不育的问题,但不孕不育问题的管理与监控机制内容形式覆盖仍有较大不足;而北京育龄期管理与监控机制的内容形式已基本覆盖所有关注的问题,主要问题是对不孕不育问题的关注缺失。

(2) 上海管理与监控机制内容覆盖范围的量化比较

综合以上分析可以量化评估管理与监控机制的内容形式完备程度。如下表所示,截至 2017 年,在 25 项应覆盖的管理内容形式中,上海妇女保健管理与监控机制平均覆盖 20.7 项内容,妇女保健管理与监控机制内容形式完备程度为 87.0%,比 2000 年提升了 27.7%,基本达到适宜标准。尤其是孕产期保健类型,在本书分析的六个领域所包含的 22 个问题类型中为最优,内容形式完备程度为 100%。上海、北京与纽约三个城市比较,上海比纽约高 37.3%,北京比纽约高 32.6%,提示上海与同类城市比较具有一定比较优势。

表 3-30 2017 年上海妇女保健领域管理机制内容形式完备程度(%)

类 型 别	管理机制覆盖的内容形式数		内容形式完备程度	与适宜标准的比值	与最优领域(类型)比值	与 2000 年相比的提升幅度	与纽约的比值	
	应覆盖	上海平均					上海	北京
育龄期保健	25	21.4	85.6	100.7	85.6	64.6	155.1	139.1
孕产期保健	25	25.0	100.0	117.6	100.0	14.9	129.9	129.9
更年期保健	25	0.0	0.0	0.0	0.0	0.0	—	—
妇女保健合计	**25**	**20.7**	**87.0**	**102.4**	**90.6**	**27.7**	**137.3**	**132.6**

* 实际平均覆盖指上海 10 个妇女保健问题实际覆盖的内容形式的平均值。

(3) 机制管理内容的缺失影响妇女保健体系运行

管理与监控机制对各项管理内容的覆盖是管理与监控机制发挥作用的基础。三地妇女保健管理机制内容形式的缺失,可能一定程度影响体系的运行。如专业人员准入标准在上海和北京提及不足,可能影响两地妇女保健的人力资源的配置水平。有研究指出,京沪两地妇女保健工作人员存在年龄结构不合理[1],职称与学历偏低的现象[2];而本书对资源配置的研究也显示,京沪妇女保健人员结构和素质不佳的严重程度评分分别为 2.1 与 3.1,存在 20%—60% 的缺口。再如在纽约未见产妇保健服务流程的涉及,孕产妇从怀孕到生产再到产后的整个保健过程可能出现衔接问题,2018 年纽约举办的产妇死亡峰会中即把如何解决产妇保健碎片化的问题作为了焦点议题。上海则在 2012 年发布的《孕产

---

① 顾晶菁,黄勤瑾,施君瑶,等.上海市浦东新区产后访视人员配置现状分析[J].中国妇幼保健,2017,32(22): 5711-5714.

② 唐琴,陈凤华,王颖丽,等.2010 年上海市杨浦区社区妇幼保健人力资源状况分析[J].上海医药,2012,33(10): 19-21.

妇保健规范》中明确介绍了孕产妇风险管理的服务流程,这为上海有效防止产妇死亡奠定了基础。

按照卫生系统宏观模型的逻辑,理论上管理与监控机制全面性的提升,能够加强政府对组织协调与资源的配置的管理与监控,进而促进服务过程的改进,提升健康结果。随着内容形式完备程度的改善,京沪两地孕产妇死亡率均显著下降,纽约 2008 年后逐渐下降,均佐证了这一逻辑。如下表所示,2000—2017 年,上海、北京内容形式完备程度与孕产妇死亡率显示了显著负相关性(上海 Rho=−0.737,P<0.001,北京 Rho=−0.519,P=0.027)也进一步佐证内容形式完备对妇女健康改善的促进作用。而纽约的孕产妇死亡率在 2008 年后呈现下降趋势,也与内容形式在 08 年后有所改善趋于一致。

表 3 - 31　三地妇女保健内容形式完备程度与
孕产妇死亡率的相关性分析

指 标 名 称	与孕产妇死亡率的 Spearman 相关分析					
	上海		北京		纽约	
	Rho	p-value	Rho	p-value	Rho	p-value
内容形式完备程度	−0.737	<0.001	−0.519	0.027	−0.222	0.392

注:Rho 为 spearman 相关系数。

(4)重点提升育龄期保健管理机制内容覆盖

目前京沪育龄期保健工作仍有较大不足,主要是对不孕不育和非意愿妊娠问题的防制问题严重。以非意愿妊娠问题为例,有研究表明,两地仍存在非意愿妊娠低龄化[1],未婚妇女重复流产率高[2][3]等问题亟须解决。因此,上海、北京应加强对不孕不育与非意愿妊娠问题的重视,参考孕产期保健类型,首先从内容形式上完善

---

[1] 张鹏,高尔生,楼超华.上海市未婚青少年非意愿妊娠行为分析[J].中国学校卫生,2013,34(1):24-25.

[2] Cheng Y, Gno X, Li Y, et al. Repeat induced abortions and contraceptive practices among unmarried young women seeking an abortion in China[J]. International Journal of Gynecology & Obstetrics, 2004, 87(2): 199-202.

[3] 程怡民,王潇滟,吕岩红,等.三城市未婚青少年重复人工流产影响因素研究[J].中华流行病学杂志,2006,27(8):669-672.

其管理与监控机制,将短期目标、服务流程、服务规范、专业人员准入标准等方面内容列入相关政策,为今后进一步完善妇女保健管理运行机制奠定基础。

此外,机制内容方面的完善并不等于机制的完善,机制能否发挥作用还要看落实情况。因此,在改善机制管理内容覆盖不足的基础上,管理与监控机制还应明确各方妇女保健职责,设立权威客观的机构实施监督控制,才能将管理与监控机制的管理内容落到实处,切实发挥管理与监控机制的规范与约束作用。

2. 从部门职责分析管理与监控机制的全面性

要切实发挥管理与监控机制的规范作用,妇女保健体系在机制管理内容覆盖全面的基础上,还应该明确各相关方的妇女保健职责,才能保证各方妇女保健工作的开展有据可依,为进一步监督控制发挥机制约束作用奠定基础。本文对妇女保健部门职责的分析,主要从部门职责是否提及、是否清晰以及能否被考核三个方面进行。

经初步量化分析,上海妇女保健部门职责明确程度仅为28.0%,仍有待进一步提高,是影响妇女保健管理与监控机制全面性的主要因素。具有相关方职责提及比例较高、孕产期保健业务部门职责明确、部门职责明确的进步较快等优势。而支撑部门职责不清晰、支撑部门的职责不可考核、育龄期保健仍有较大不足等是上海妇女保健部门职责明确的主要不足之处。

明确的部门职责是管理与监控机制发挥规范作用的基础。若职责不清晰,可能会引起职能交叉重叠[1][2],造成多头管理等影响职责落实的问题[3];而职责不可考核,则考核的标准就没有来源和依据[4],相应职责落实的监督控制就无法开展。

3. 妇女保健管理与监控机制的权威程度分析

管理与监控机制的有效执行离不开权威保障。公共卫生体系管理与监控机制的权威主要由两方面赋予:一是由最高监管负责人的监管范围赋予的权威,保障机制实施执行的有效性。在日常工作中,体系中由负责人分管的相关方受

① 薄涛.疾病预防控制机构突发公共卫生事件应急能力理论与评估研究[D].济南:山东大学,2009.

② 罗艳秋.重庆市基本公共卫生服务均等化多部门合作管理机制研究[D].重庆:重庆医科大学,2013.

③ 陈中兴.职责精细化 有效解决城市管理边界不清问题[J].上海城市发展,2009(4):60-60.

④ 丁溪.管理学原理[M].北京:中国商务出版社,2010:79.

到其权威影响往往能够更有效地落实机制、履行职责。分管负责人的分管范围越广,管理机制的权威程度越高,各方在日常工作中越能有效落实职责。二是由管理与监控机制文件集发布方层级授予,给予机制以制度化保障。管理机制的权威程度受到文件发布方层级的影响,若文件集的最高发布层级是国家(地区)的立法机关,表明管理与监控机制有法律保障,权威程度最高,能够广泛影响体系各方;若最高发布层级是国家(地区)的政府,则权威次之;若仅由业务主管部门发布,则文件集所承载的管理机制的权威性较弱,难以影响业务条线外的其他部门(机构)。本章从以上两方面对上海、北京与纽约妇女保健管理与监控机制的权威性进行了评估。经分析,状况如下:

(1) 上海妇女保健管理与监控机制权威性的现状分析

a. 已关注问题均有法律保障机制权威

上海有《中华人民共和国母婴保健法》《上海市母婴保健条例》《上海市人口与计划生育条例》等由立法机构发布的妇女保健法律文件,上海已关注的9类问题均被不同程度纳入法律文件中,管理与监控机制的权威受立法机构权威赋予,对相关各方具有较强的影响力。初步量化显示(表3-32),上海由发布方层级赋予的权威程度较好,达到91.9%,达到适宜标准。三地比较,上海最好,上海比纽约高7.9%,北京比纽约低1.6%。

表3-32　2017年上海妇女保健领域管理与监控机制的
权威程度(%)——问题类型比较

类型别	机制权威程度	与适宜标准的比值	与最优领域(类型)比值	与2000年相比的提升幅度	上海与纽约的比值	北京与纽约的比值
育龄期保健	63.9	75.2	100.0	25.0	128.5	109.9
孕产期保健	63.9	75.2	100.0	0.0	102.8	114.0
更年期保健	0.0	0.0	0.0	0.0	——	——
妇女保健合计	**58.7**	**69.1**	**91.9**	**7.9**	**110.9**	**112.7**

b. 监管权威对支撑部门的影响仍不足

目前,上海市政府层面分管公共卫生的负责人,分管教育、卫生和计划生育、医保、文化、广播影视、新闻出版、涉台事务、侨务、体育、旅游、知识产权、文史、参事、妇儿委、档案等工作。因此,上海妇女保健监管负责人的职权范围,除了业务部门外仅能覆盖医保、教育等支撑部门,在关键支撑部门和其他支撑部门中分别仍有 75% 和 66.7% 的部门不受监管负责人职权范围影响。在这些部门的日常工作中,管理与监控机制能否有效发挥作用存在疑问。初步量化显示(表 3-33),上海妇女保健管理与监控机制受监管负责人职权范围赋予的权威程度为 25.5%,高于纽约,与北京比还有一定差距。上海比纽约高 23.3%,而北京比纽约高 71.4%,三地距离一流标准都有较大的差距,上海比一流标准低了 70%。

(2) 上海妇女保健管理与监控机制权威性的量化比较

综合两方面的权威程度,可以计算管理与监控机制的权威程度。量化结果显示(见表 3-33),至 2017 年,上海妇女保健管理与监控机制权威程度为 58.7%,略低于北京,比纽约高 10.9%,与适宜标准仍有一定差距,低 30.9%。育龄期与孕产期保健未显示明显差异。分指标看,由机制发布方层级赋予的权威程度较好,达到 91.9%,而由监管负责人监管范围赋予的权威程度仍有较大不足,仅 25.5%。

表 3-33　2017 年上海妇女保健领域管理与监控机制的权威程度(%)——子指标比较

指　标　别	机制权威程度	与适宜标准的比值	与最优领域(类型)比值	与 2000 年相比的提升幅度	上海与纽约的比值	北京与纽约的比值
受政策文件集的发布层级赋予的权威程度	91.9	108.1	91.9	7.9	107.9	98.4
受政府监管负责人职权范围赋予的权威程度	25.5	30.0	91.9	7.9	123.3	171.4
综合：管理与监控机制的权威程度	**58.7**	**69.1**	**91.9**	**7.9**	**110.9**	**112.7**

4. 妇女保健管理与监控机制的可行程度分析

职责清晰可考核是各部门(机构)职责落实的基础,是管理与监控机制规范作用的体现;在此之上明确考核主体对从事妇女保健工作的相关方实施监督控制是职责落实的保障[1],是管理与监控机制发挥约束作用的主要手段。理论上,只有职责清晰可考核且有考核主体的部门机构才能有效落实其职责。因此,本

———————————
① 车洪燕.内部控制与治理层的监督[J].财会学习,2016(22):234-234.

书通过分析相关部门(机构)职责是否清晰可考核,有无明确考核主体,对上海、北京与纽约的妇女保健管理与监控机制的可行性进行了评估。

(1)上海妇女保健管理与监控机制可行性的现状分析

数据显示,上海妇女保健管理与监控机制的可行性具有以下优势与不足:

a. 京沪孕产期保健服务监控有效

在京沪两地,妇幼保健中心、医疗机构与基层卫生服务机构的职责清晰可考核且有卫计委及其下属卫生监督机构作为考核主体,定期实施妇女保健工作进行过程和结果的监控考核。两地针对妇女健康结果如孕产妇死亡建立了问责机制,如在上海经孕产妇死亡评审被评为Ⅰ类(可以避免的孕产妇死亡)的,"各级卫生行政部门和医疗机构要对明显违反医疗保健规范的相关人员给予相应的教育、警告等处理","按照《医疗机构管理办法》《职业医师法》和《母婴保健法》的有关规定,对相关的责任人依法处理",同时将评审结果纳入单位和医疗机构的绩效考核中并予以通报。而在纽约,未见有明确的外部考核主体对专业机构、医疗机构等的孕产妇服务质量实施定期监控考核。如表3-34所示,在4类业务部门中,上海孕产期保健服务有3类负责提供具体服务的保健机构职责清晰可考核且有考核主体,占比75%,达到一流标准的88.2%。同类城市比较,上海最好,上海比纽约高200%,北京比纽约高175%。

表 3-34　2017年上海、北京、纽约妇女保健领域业务
部门职责明确且有考核主体情况

类 型 别	职责明确且有考核主体的业务部门数			与适宜标准的比值(%)	与最优领域(类型)比值(%)	与2000年相比的提升幅度(%)	上海与纽约的比值(%)	北京与纽约的比值(%)
	标准	上海平均	占比(%)					
育龄期保健	4.0	0.8	20.0	23.5	26.7	300.0	100.0	125.0
孕产期保健	4.0	3.0	75.0	88.2	100.0	1100.0	300.0	275.0
更年期保健	4.0	0.0	0.0	0.0	0.0	0.0	—	—
妇女保健合计	**4.0**	**1.6**	**40.0**	**47.1**	**64.0**	**700.0**	**200.0**	**200.0**

注:实际平均覆盖指上海10个妇女保健问题实际情况的平均值。

b. 支撑部门仍缺乏有效监督控制

在4类关键支撑部门中,京沪两地职责明确且有考核主体的部门占比为0,

而纽约医保部门的职责明确且有相应监控主体实施考核占比20%；而在6类其他支撑部门中，三地部门均职责不明确且无监控主体。尽管京沪两地均明确卫生行政部门为妇女保健工作的监管部门，管理并监控妇女保健服务的提供，但有效的监督控制仅能够覆盖到提供服务的业务部门，受限于其职权范围无法监督支撑部门的妇女保健工作。从影响程度看，上海支撑部门的不足对妇女保健整体机制可行程度有−53.6%的影响，尤其是对关键支撑部门有−44.4%的影响，提示加强对关键支撑部门的监管控制是进一步改善可行程度的重点。

c. 育龄期保健监督控制不足明显

比较不同问题类型已关注的问题，三地育龄期保健均与孕产期保健有较大差距。上海育龄期保健已关注的问题的平均管理与监控机制可行程度仅8.1%，距离一流标准有90.5%的差距，且低于北京和纽约。和同城市最优类型比较，上海育龄期距离最优的严重精神障碍类型（33.3%）仍有75.8%的差距。由此，上海应借鉴最优类型监管经验，在加强孕产期保健监管的同时，重点加强育龄期保健的监管力度。

（2）上海妇女保健管理与监控机制可行性的量化比较

至2017年，上海妇女保健管理与监控机制的可行程度仅19.7%，与北京基本持平，比纽约高10.1%。尽管上海在同类城市间具有一定比较优势，但距离适宜标准仍有巨大差距，比一流标准低76.9%。在管理与监控机制可行性方面，上海最优为传染病防制领域（26.7%），妇女保健比传染病防制低了26.2%。按部门分类看，京沪两地从事具体服务的专业机构等基本做到职责清晰可考核且有考核主体，但支撑部门既无清晰可考核的职责，也无明确的考核主体，管理与监控机制对支撑部门的规范和约束作用难以发挥。而在纽约，尽管部门的职责较京沪有优势，业务部门和医保部门的职责基本清晰可考核，但未见有明确的考核主体对专业机构、医疗机构及基层卫生服务机构的妇女保健工作进行定期考核。

表3-35 2017年上海妇女保健领域管理与监控机制的
可行程度（%）——问题类型比较

类 型 别	上海	与适宜标准的比值	与最优领域（类型）比值	与2000年相比的提升幅度	上海与纽约的比值	北京与纽约的比值
育龄期保健	8.1	9.5	24.2	275.9	56.9	69.6
孕产期保健	29.2	34.3	87.5	1048.7	129.5	110.2

续　表

类　型　别	上海	与适宜标准的比值	与最优领域（类型）比值	与 2000 年相比的提升幅度	上海与纽约的比值	北京与纽约的比值
更年期保健	0.0	0.0	0.0	0.0	—	—
妇女保健合计	**19.7**	**23.1**	**73.8**	**794.6**	**110.1**	**99.4**

表 3 - 36　2017 年上海妇女保健领域管理与监控机制的可行程度(%)——部门分类比较

部门分类	上海	与适宜标准的比值	与最优领域（类型）比值	与 2000 年相比的提升幅度	上海与纽约的比值	北京与纽约的比值
业务部门	**40.0**	**47.1**	**64.0**	**700.0**	**200.0**	**200.0**
关键支撑部门	0.0	0.0	0.0	0.0	0.0	0.0
其他支撑部门	0.0	0.0	0.0	0.0	0.0	0.0
整体	**19.7**	**23.1**	**73.8**	**794.6**	**110.1**	**99.4**

(3) 分析管理与监控机制可行对妇女保健工作的影响

部门职责明确且有监控主体定期实施考核，是管理与监控机制能否发挥规范与约束作用的关键，是体系各方能否有效落实职责的保障。三地妇女保健都表现出对支撑部门的管理与监控机制不可行，尤其是针对关键支撑部门京沪无明确的监控主体实施考核，妇女保健工作开展所需的支撑能否落实则存在疑问，进一步则可能影响健康结果。如对财力保障部门的管理监控不可行，则工作经费的落实难以保障，目前京沪仍存在经费投入不及时不到位等问题。而政策保障部门的监控不足，妇女保健工作开展则无据可依，如京沪针对不孕不育与非意愿妊娠等问题仍缺乏有效的防制政策，具体防制工作开展随意性较大。

理论上，管理与监控机制可行性提升，妇女保健体系相关各方的职责落实情况应能够有效改进，妇女保健服务的质量相应提升，健康结果应能够随之改善。从变化趋势上，我们可以看到，三地孕产妇死亡率均随着机制可行程度的提升出现下降趋势，其中京沪的孕产妇死亡率与可行程度呈现显著的负相关性（$P <$ 0.001），这些均佐证了管理与监控机制可行性提升对妇女健康结果的促进作用。

表 3-37　上海、北京和纽约妇女保健管理与监控机制可行程度与
孕产妇死亡率的相关性与回归分析结果

城　市	Spearman 等级相关系数	单因素线性回归分析		
		决定系数 R^2	回归系数	t 值
上海	−0.739**	0.393**	−41.287**	−3.629
北京	−0.513**	0.351**	−37.329**	−2.782
纽约	−0.476*	0.216*	−23.134*	−1.755

* $P<0.05$,** $P<0.01$。

（4）应健全问责机制并将支撑部门纳入监管范围

在完善管理与监控机制内容形式与明确相关方妇女保健职责的基础上,上海应考虑针对妇女保健支撑部门明确监控主体,建立过程和结果的监督控制。如,在已建立的妇女保健组织体系中赋予某一方监控支撑部门妇女保健工作落实情况的权力,可以考虑扩大卫生行政部门监控范围,或赋予其他组织监控职责等。此外,在完善监控与评估的基础上,政府可以考虑建立针对支撑部门妇女保健工作的问责机制。联合国已将问责机制作为"可持续发展目标"实施的重要议程①,可见完善问责机制应能够进一步推动妇女保健工作质量的改善。

5. 管理与监控机制健全情况的综合量化探索

综合以上四个方面的评估与量化探索,可以综合量化管理与监控机制健全情况的整体情况。量化结果显示,上海妇女保健领域管理与监控机制已初步建立。2000—2017 年间,上海妇女保健管理与监控机制逐步改善,至 2017 年上海妇女保健管理与监控机制的健全程度达到 35.1%,提升了 66.6%。在三个城市中,上海比纽约高 9.6%,北京比纽约高 4.3%,提示上海妇女保健管理与监控机制与同类城市比较具备一定优势。然而,上海距离适宜标准仍有较大差距,差距达到 58.7%;与同城市其他领域比较,上海妇女保健与最优领域(突发应急领域 41.72%)也存在一定差距。以上结果说明,上海妇女保健管理与监控机制仅初步建立,仍有较大完善空间。

---

① Ten H P, Martin H A, Nove A, et al. Using advocacy and data to strengthen political accountability in maternal and newborn health in Africa[J]. International Journal of Gynecology & Obstetrics,2016,135(3):358-364.

从具体定位分析,上海妇女保健管理与监控机制具有如下特征:① 机制内容形式基本完备;② 部门职责仍未完全明确;③ 管理监控具备一定权威;④ 监控考核范围尚有不足。在上海,管理与监控机制的内容形式完备程度和权威程度较好,而部门职责明确程度与管理与监控机制可行程度较差,明确各方职责并纳入监控体系应是上海管理与监控机制进一步完善的重点方向。

表 3-38　2017 年上海妇女保健领域管理与监控
机制的健全程度(%)—子指标比较

部门分类	上海	与适宜标准的比值	与最优领域(类型)比值	与 2000 年相比的提升幅度	上海与纽约的比值	北京与纽约的比值
内容形式完备程度	87.0	102.4	90.6	27.7	137.3	132.6
职责明确程度	28.0	32.9	60.0	195.6	81.3	68.8
机制权威程度	58.7	69.1	91.9	7.9	110.9	112.7
机制可行程度	19.7	23.1	73.8	794.6	110.1	99.4
综合: 管理与监控机制的健全程度	**35.1**	**41.3**	**84.2**	**66.6**	**109.6**	**104.3**

表 3-39　2017 年上海妇女保健领域管理与监控
机制的健全程度(%)—部门分类比较

部门分类	上海	与适宜标准的比值	与最优领域(类型)比值	与 2000 年相比的提升幅度	上海与纽约的比值	北京与纽约的比值
育龄期保健	28.5	33.5	60.2	43.5	107.0	94.0
孕产期保健	43.9	51.6	92.6	77.3	110.7	108.3
更年期保健	0.0	0.0	0.0	0.0	—	—
妇女保健合计	**35.1**	**41.3**	**84.2**	**66.6**	**109.6**	**104.3**

(二) 上海妇女保健计划与评估机制健全情况分析

计划与评估机制能够统筹体系发展[1],推动持续改进[2],是管理运行机制

---

① 许一.目标管理理论述评[J].外国经济与管理,2006,28(09):1-7.
② 韦福祥.服务质量评估与管理[M].北京:人民邮电出版社,2005:69.

的重要组成部分。要充分发挥对妇女保健体系发展的推动作用,计划与评估机制应具有以公众健康为导向的发展战略、计划与评估标准,提出的中长期目标和评估标准应能够有效落实。本章首先从中长期规划对妇女健康问题关注范围及对体系相关各方涉及情况分析了妇女保健中长期战略规划的设置程度,其次从妇女保健评估指标与敏感指标匹配情况分析评估指标体系的建立情况,最后从评估对象的覆盖范围及各方职责明确情况分析中长期目标及评估标准的可落实程度。

1. 妇女保健中长期规划的设置情况分析

公共卫生的工作效果往往难以在短时间内有重大突破,针对公共卫生问题制定中长期战略规划,设立相应中长期目标,是政府回应并着手解决公共卫生问题的直接体现。

(1) 上海妇女保健中长期规划设置情况的现状分析

a. 妇女保健中长期规划持续关注妇女的健康需要

针对 10 个妇女保健应关注的问题,上海对其中 9 个问题都设置了相应的中长期目标(占比 90%),高于纽约(占比 70%)和北京(80%)。上海仅更年期保健问题未见有目标设置,北京未见更年期保健及不孕不育问题的中长期目标,而纽约未见更年期保健、婚前检查及产后访视等问题的中长期目标。1998年,上海即提出到 2010 年实现上海育龄群众普遍享有优质生殖保健服务的中长期目标,包括"充分的避孕药具的供应和指导""优质的节育技术服务和咨询""有效降低人工流产率""优质的、系统的妇女保健包括未婚保健、孕产期保健、优生优育、育儿指导""降低出生缺陷儿发生率""普遍的有效的不孕不育症防治"等,在国内具有领先性。1998 年后,上海先后发布《上海市妇女发展"十五"计划》《上海妇女发展"十一五"规划》《上海妇女发展"十二五"规划》《上海市妇女儿童发展"十三五"规划》《上海市计划生育事业发展"十三五"规划》以及《上海市妇女健康服务能力建设专项规划(2016—2020 年)》,规划中持续关注了妇女健康需要,不断更新的中长期防制目标对上海妇女保健体系建设起到了很好的推动作用。

b. 重视卫生以外部门的投入对妇女健康的作用

上海一直重视卫生以外部门的投入对妇女健康的重要性,在规划及后续配套文件中不仅涉及卫生部门及专业机构的职责,还注重规定其他相关部门在妇女保健工作方面的职责。如上海在《上海市人人享有优质生殖保健服务目标三年规划(2001—2003)》中即提及了市计生委、市卫生局、市教委、市农委、市科委、市民政、市广电、市妇联、团市委、市总工会等 13 个部门的职责。上海的妇女保健战略规划推动了多部门共同促进妇女健康的氛围,为维持改善上海妇女健康奠定了基础。

c. 部分妇女保健问题未见专病的计划或配套文件

在中长期目标的推动下,三地针对妇女保健出台了较多的专病方案,以上海为例,有《上海市婚前保健工作规范》《上海市预防艾滋病母婴传播工作方案》《全国新生儿疾病筛查工作规划》《上海市出生缺陷报告与管理工作制度》等针对具体妇女保健问题的计划与方案。但京沪两地仍未见针对不孕不育、不安全人工流产及非意愿妊娠等问题制定专病的规划和方案。以上结果显示,京沪两地对不孕不育、不安全人工流产及非意愿妊娠等问题的重视程度仍有不足,具体的工作开展或因此出现滞后。

(2) 上海妇女保健中长期规划设置情况的量化比较

综合以上三方面的评估,可以综合量化妇女保健战略规划的设置情况。如表 3-40 所示,上海战略规划设置的适宜程度为 53.0%,略高于北京和纽约,达到适宜标准的 62.3%。其中战略规划对妇女保健问题以及相关方的覆盖情况较好,量化结果分别为 90% 与 80.4%,优于北京和纽约,基本达到适宜标准;但专病规划发布较少,仍有待提高。

表 3-40 2017 年上海妇女保健领域战略规划设置的
适宜程度(%)——分指标比较

指　标　别	上海	与适宜标准的比值	与最优领域(类型)比值	与 2000 年相比的提升幅度	上海与纽约的比值	北京与纽约的比值
战略规划关注的妇女保健问题范围	90.0	105.9	82.4	60.0	128.6	114.3
制定专病规划的问题占比	20.0	23.5	20.0	20.0	66.7	66.7
战略规划对组织体系的覆盖程度	80.4	94.6	80.4	22.2	102.1	90.0
综合:战略规划设置的适宜程度	**53.0**	**62.3**	**53.0**	**142.1**	**102.6**	**94.6**

表 3-41　2017 年上海妇女保健领域战略规划设置的
适宜程度(%)——按问题类型比较

部门分类	上海	与适宜标准的比值	与最优领域(类型)比值	与 2000 年相比的提升幅度	上海与纽约的比值	北京与纽约的比值
育龄期保健	56.0	65.9	56.0	98.6	123.6	104.1
孕产期保健	58.6	68.9	58.6	175.5	93.8	90.6
更年期保健	0.0	0.0	0.0	0.0	—	—
妇女保健合计	**53.0**	**62.3**	**53.0**	**142.1**	**102.6**	**94.6**

（3）分析战略规划设置对妇女保健工作的影响

中长期规划的发布能够有效推动妇女保健工作的开展,代表政府对妇女保健在战略上的重视。政府回应并着手解决具体的妇女保健问题一般从发布相应中长期目标开始,上海针对妇女保健问题广泛发布中长期目标,应能够全面推动上海妇女保健体系发展。

但战略规划的启动,需要有针对性地出台相应配套文件,以明确工作职责,细化工作流程和规范,相关工作才能有效开展。针对孕产期保健、计划生育及婚前保健等问题,上海出台了较多的配套文件促进规划的落实,但未见不孕不育、非意愿妊娠等问题的专病方案出台,中长期目标的实现没有具体的政策支撑,工作开展无据可依随意性较大。报道称,上海仍存在非意愿妊娠低龄化[1],未婚妇女重复流产率高[2][3]等严重影响妇女健康的问题,提示上海缺失针对非意愿妊娠等问题的相关配套政策,亟待补全。

在规划及配套文件中是否广泛涉及相关方的职责,是妇女保健各项工作开展的基础。世卫组织发布的妇女健康战略中明确提出,妇女健康的改善有一半依赖卫生以外的部门投入。上海的妇女保健规划及配套文件中基本覆盖了大部分相关

① 张鹏,高尔生,楼超华.上海市未婚青少年非意愿妊娠行为分析[J].中国学校卫生,2013,34(1):24-25.

② Cheng Y, Gno X, Li Y, et al. Repeat induced abortions and contraceptive practices among unmarried young women seeking an abortion in China[J]. International Journal of Gynecology & Obstetrics, 2004, 87(2): 199-202.

③ 程怡民,王潇滟,吕岩红,等.三城市未婚青少年重复人工流产影响因素研究[J].中华流行病学杂志,2006,27(8):669-672.

方的职责,不仅包含提供服务的业务部门,还包括提供政策、财力、人力等保障的关键支撑部门,以及教育/福利/宣传等其他支撑部门。相应的,推动妇女保健工作开展所需的政策与资源的保障,以及教育、福利等其他配套支撑的落实。

以上分析可知,妇女保健战略规划设置在理论上应能够直接影响体系结构如资源配置、组织协调以及管理机制等,进而影响服务的过程,改善健康结果。如下表所示,规划设置的适宜程度在三地均与妇女健康结果孕产妇死亡率呈现显著负相关结果,也佐证了这个逻辑。

表 3-42　上海、北京和纽约妇女保健战略规划设置的适宜程度与
孕产妇死亡率的相关性与回归分析结果

城　市	Spearman 等级相关系数	单因素线性回归分析		
		决定系数 R^2	回归系数	t 值
上海	-0.682**	0.408**	-28.876**	-4.629
北京	-0.506*	0.327**	-25.552**	-3.782
纽约	-0.356*	0.238*	-11.334*	-2.755

* $P<0.05$, ** $P<0.01$。

(4) 完善妇女保健中长期规划设置的重点方向

综上分析可知,上海妇女保健规划设置情况较好,但对不孕不育及非意愿妊娠等问题的关注还有不足,应首先重点对这两个问题完善政策的配套,制定并出台具体的防制方案,以不足上海妇女保健的短板。

但规划与配套政策的发布仅是妇女保健工作的开始,政府的重视能否转化为妇女健康结果的提升,中长期目标能否实现还有赖于相关各方职责的落实。目前,随着《上海市妇女健康服务能力建设专项规划(2016—2020 年)》《"健康上海 2030"规划纲要》等规划的发布,上海已形成"健康优先"的氛围。在此基础上,在文件中明确各方职责,建立以妇女健康结果为导向的评估机制,是发挥规划推动作用促进规划落实的重点方向。

2. 妇女保健评估指标体系建立情况分析

妇女保健体系目标的实现需要定期进行相应的评估并根据评估结果进行调整完善。所采用的评估指标一定程度上决定了妇女保健工作的方向,适宜的妇

女保健计划与评估机制应具有以妇女健康为导向的评估指标体系。本章从妇女保健评估指标是否定量、是否敏感(直接反映妇女健康结果)两方面,评估上海妇女保健评估指标体系的建立状况。

(1) 上海妇女保健评估指标体系建设的现状分析

a. 已关注的妇女保健问题都有相应定量评估指标

如表 3-43 所示,在上海有定量评估指标的问题占比为 90%,所有已关注的妇女保健问题均设置了相应的定量评估指标,高于纽约(80%)和北京(80%)。针对育龄期保健,上海有婚前医学检查率、紧急避孕方法掌握率、人工流产率、计生手术并发症发生率、计划生育率等评估指标;针对孕产期保健,有孕产妇死亡率、剖宫产率、孕产妇系统保健率、孕产妇艾滋病检测率等。提示上海注重以量化的指标评估妇女保健工作的过程和结果,评估指标体系具备科学合理性,为妇女保健从业者了解现状及时调整工作和策略提供了基础。

表 3-43　2017 年上海、北京、纽约妇女保健领域有
定量与敏感评估指标的问题比例

| 类型别 | 问题数 | | | 与适宜标准的比值(%) | 与最优领域(类型)比值(%) | 与 2000 年相比的提升幅度(%) | 上海与纽约的比值(%) | 北京与纽约的比值(%) |
	标准	上海平均	占比(%)					
有定量评估指标	10	9.0	90.0	105.9	90.0	12.5	112.5	87.5
有敏感评估指标	10	7.0	70.0	82.4	70.0	0.0	87.5	62.5

注:实际平均覆盖指上海 10 个妇女保健问题实际情况的平均值。

b. 孕产期保健敏感指标设置情况较好

在妇女保健的 4 类孕产期问题中,上海、北京及纽约三地全部设置了能够直接反映妇女健康结果或体系运行结果的敏感评估指标,达到适宜标准。以上海为例,针对孕产期保健,设置了高危产妇比例、高危产妇管理率、产前检查率、孕产妇艾滋病/梅毒/乙肝的检测率、出生缺陷率、孕产妇死亡率、产后访视率等敏感指标。三地评估指标体系能够直接反映妇女保健体系的运行效果和妇女的孕产期健康结果,三地孕产期保健体系能够在评估指标的作用下以妇女健康为导向开展妇女保健工作。

c. 不孕不育等问题仍无敏感评估指标

上海针对妇女不孕不育与非意愿妊娠问题仅有不孕不育症诊治率和避孕方法知晓率等指标,指标不能反映妇女不孕不育与非意愿妊娠的情况,也不能直接反映体系的运行效果,属于不敏感指标。相应妇女保健工作若以该评估指标为导向,难以有效预防控制不孕不育与非意愿妊娠的发生和发展,相应的妇女健康结果改善也得不到保证。

(2) 上海妇女保健评估指标体系建设的量化比较

如表 3-44 所示,上海妇女保健评估体系中敏感指标的覆盖程度达到87.4%,达到适宜标准。三地比较,上海敏感指标覆盖程度比纽约高 2.6%,而北京比纽约低 10.6%。其中孕产期所有问题均有相应定量敏感的评估指标(占比100%),在已分析的所有问题类型中为最优;而育龄期仍有部分问题的评估指标不能直接反映妇女健康结果。

表 3-44　2017 年上海妇女保健领域评估指标体系覆盖
敏感指标的程度(%)—按问题类型比较

部门分类	上海	与适宜标准的比值	与最优领域(类型)比值	与 2000 年相比的提升幅度	上海与纽约的比值	北京与纽约的比值
育龄期保健	86.7	102.0	86.7	18.2	108.3	66.7
孕产期保健	100.0	117.6	100.0	0.0	100.0	100.0
更年期保健	0.0	0.0	0.0	0.0	—	—
妇女保健合计	**87.4**	**102.8**	**87.4**	**5.4**	**102.6**	**89.4**

(3) 评估指标以妇女健康为导向促进妇女健康结果改善

评估指标对妇女保健工作具有导向作用,设立能直接反映妇女健康状况的评估指标,能够引导被评估者以妇女健康为导向开展工作,进而有效促进妇女结果改善。从趋势上可以看出,伴随评估指标敏感程度的提升,孕产妇死亡率呈下降趋势。其中,北京评估指标的敏感程度与孕产妇死亡率呈显著负相关($Rho=-0.675, P=0.002$),而 2007 年后纽约的孕产妇死亡率随着评估指标敏感程度的提升有明显降低,这些均佐证了评估指标敏感程度。上海评估指标敏感程度一直稳定且处于较高水平,其对妇女健康结果改善的促进作用应能够持续发挥,上海的孕产妇死亡率的持续降低也佐证了这一点。

表 3 - 45　上海、北京和纽约妇女保健评估指标体系覆盖敏感指标的
程度与孕产妇死亡率的相关性与回归分析

城　　市	Spearman 等级相关系数	单因素线性回归分析		
		决定系数 R^2	回归系数	t 值
上海	−0.257	0.061	−80.523**	−1.108
北京	−0.675**	0.454**	−42.266**	−3.647
纽约	−0.153	0.083	−4.046*	−2.755

* $P<0.05$，** $P<0.01$。

（4）以妇女健康为导向的评估指标体系的改善方向

由上述分析可知，上海评估指标体系基本能够做到以妇女健康为导向，但仍有待完善之处，主要是在育龄期保健类型中的不孕不育、非意愿妊娠等问题仍没有设置能直接反映健康状况的敏感评估指标，将这些问题的敏感指标纳入评估指标体系是完善计划与评估机制的重点方向。但评估指标体系能否发挥导向作用，还依赖体系管理者是否采用这些指标评估体系各相关方的工作状况。因此，在完善评估指标体系的基础上，管理者还应注意将指标纳入相关部门的绩效评估中去，以切实发挥评估指标对妇女保健体系运行的导向作用。

3. 中长期目标和评估标准可落实性分析

设置中长期目标和评估标准是计划与评估机制发挥导向作用的基础，而要切实发挥机制的作用仍需要保证机制的可落实。战略规划及其配套文件围绕目标明确各方职责，并将相关各方纳入评估范围是中长期目标及其评估标准得到落实的保证。因此，本章从妇女保健体系主要部门的职责明确情况和评估覆盖情况分析中长期目标及其评估标准的可落实性。

（1）上海妇女保健计划与评估机制可落实程度的现状分析

a. 孕产期保健评估标准可落实程度较高

上海一直较为重视孕产期保健工作，在9类承担大部分妇女保健工作的主要部门中，有6类部门被纳入了孕产期保健评估标准的评估范围，占比66.7%。三地比较，上海比纽约高71.4%，北京比纽约高28.6%。在本书评估的所有上海问题类型中，孕产期保健为最优。具体来看，政府、卫生行政部门、专业机构、医疗机构、基层卫生服务机构以及财力保障部门均被纳入评估范围，表示相关部门

以保障孕产妇健康、降低孕产妇死亡率为方向开展工作,评估标准可落实程度高,这可能是上海孕产妇死亡率持续下降并维持较低水平的原因之一。

表 3 - 46   2017 年上海、北京、纽约妇女保健
领域主要部门纳入评估体系情况

类 型 别	纳入评估体系的主要部门数			与适宜标准的比值(%)	与最优领域(类型)比值(%)	与 2000 年相比的提升幅度(%)	上海与纽约的比值(%)	北京与纽约的比值(%)
	标准	上海平均	占比(%)					
育龄期保健	9.0	4.0	44.4	52.3	66.7	60.0	153.8	138.5
孕产期保健	9.0	6.0	66.7	78.4	100.0	300.0	171.4	128.6
更年期保健	9.0	0.0	0.0	0.0	0.0	0.0	—	—
妇女保健合计	**9.0**	**4.4**	**48.9**	**57.5**	**90.3**	**211.8**	**163.0**	**133.3**

注:实际平均覆盖指上海 10 个妇女保健问题实际情况的平均值。

b. 职责分工不明确中长期目标难以落实

在 9 类承担大部分妇女保健工作的主要部门中,上海平均仅有 2.4 个部门的妇女保健职责明确,比例仅 26.7%,比纽约低 20%,而与一流标准有 68.6%的差距。为体系提供财力、人力等保障的关键支撑部门职责均不明确,而育龄期保健的业务部门也有很大部分妇女保健职责不明确。中长期目标的落实依赖各方有效落实职责,支撑部门职责不明确则妇女保健工作所需的资源等支撑可能出现不足,而业务部门职责不明确,则妇女保健服务的质量和有效性无法保证。

表 3 - 47   2017 年上海、北京、纽约妇女保健领域主要部门职责明确情况

类 型 别	职责明确的主要部门数			与适宜标准的比值(%)	与最优领域(类型)比值(%)	与 2000 年相比的提升幅度(%)	上海与纽约的比值(%)	北京与纽约的比值(%)
	标准	上海平均	占比(%)					
育龄期保健	9.0	1.6	17.8	20.9	31.7	60.0	57.1	42.9
孕产期保健	9.0	4.0	44.4	52.3	79.2	300.0	100.0	93.8
更年期保健	9.0	0.0	0.0	0.0	0.0	0.0	—	—
妇女保健合计	**9.0**	**2.4**	**26.7**	**31.4**	**68.6**	**211.8**	**80.0**	**70.0**

注:实际平均覆盖指上海 10 个妇女保健问题实际情况的平均值。

c. 支撑部门未纳入评估体系

在 4 类关键支撑部门中,在上海平均仅 0.7 个部门有妇女保健评估指标,占比 17.5%。而北京和纽约均未见有针对支撑部门的评估指标。如下表所示,上海关键支撑部门未纳入评估体系对妇女保健整体评估标准可落实程度造成了—36.7%的影响,是上海评估标准难以落实的最主要影响因素。

（2）上海妇女保健计划与评估机制可落实程度的量化比较

综合来看,上海妇女保健中长期目标及其评估标准的可落实程度为 42.8%。三地比较,上海具有一定比较优势,上海比纽约高 24.6%,北京与纽约基本持平。但三地距离适宜标准都有较大差距,上海比适宜标准低 49.7%,北京与纽约分别比一流标准低 58.1%和 59.6%。具体看,上海评估标准可落实程度为 53.8%,而战略目标可落实程度仅为 31.8%,提示部门职责不明确是中长期目标及评估标准难以落实的主要影响因素。

表 3-48　2017 年上海妇女保健领域战略规划与评估
标准可落实程度(%)——按问题类型比较

部门分类	上海	与适宜标准的比值	与最优领域（类型）比值	与 2000 年相比的提升幅度	上海与纽约的比值	北京与纽约的比值
育龄期保健	31.1	36.6	56.0	100.0	103.7	88.9
孕产期保健	55.6	65.4	100.0	233.3	133.3	110.0
更年期保健	0.0	0.0	0.0	0.0	—	—
妇女保健合计	**42.8**	**50.3**	**93.3**	**186.5**	**124.6**	**103.8**

（3）中长期目标及其评估标准可落实促进体系有效运行

若中长期目标与评估标准能够有效落实并切实发挥其导向作用,体系相关各方应能够紧密围绕目标和评估标准开展妇女保健工作,不符合目标和评估标准的工作行为应能够得到有效避免,相应的妇女保健体系运行结果更好,健康结果也应能够得到改善。从体系运行方面看,三地伴随目标及评估标准可落实程度的提升,资源配置适宜程度、功能服务健全程度等都有明显提升。以上海资源配置适宜程度为例,2000—2017 年间,从 19.6%提升至 49.3%,提升明显。从健康结果看,京沪两地的可落实程度与孕产妇死亡率具有显著的负相关关系（上海:Rho= -0.754,$P < 0.001$;北京:Rho= -0.515,$P =$

0.029)。而纽约在 2007 年后,可落实程度与孕产妇死亡率之间也显示了明显相反的变化趋势。以上均佐证了中长期目标及其评估标准的可落实能够促进妇女保健体系的运行并改善健康结果。

(4) 促进妇女保健中长期目标与评估标准落实是改进重点

针对以上分析得出的不足之处,上海应加强相关方尤其是关键支撑部门在妇女保健领域的职责,并在此基础上将支撑部门也纳入妇女保健的评估体系。此外,为加强评估标准的约束力,还应考虑围绕评估指标建立相应的激励机制,如将评估结果与相关方经费投入挂钩等。

4. 计划与评估机制健全情况的综合量化比较

综合以上分析,可以综合量化三地妇女保健体系计划与评估机制的健全程度。量化结果显示,上海妇女保健计划与评估机制的健全程度达到 68.5%,达到适宜标准的 80.6%,较 2000 年提升了 57.2%。三个城市中,上海为最优,比纽约高 13.5%,北京比纽约略高 1.5%。不同定位比较,评估指标的设置情况较好,量化结果达到适宜标准;因为专病规划设置较少,战略规划设置的适宜程度未达到适宜标准,为 53.0%;而由于关键支撑部门职责不明确,也未被纳入评估指标体系,战略目标与评估标准仍存在较大落实问题,量化结果仅42.8%,这是目前上海计划与评估机制的主要不足。从趋势看上海妇女保健计划与评估机制在 2000—2002 年提升幅度最大,提示上海较早即开始重视计划与评估机制的建设。

表 3‑49   2017 年上海妇女保健领域计划与评估
机制的健全程度(%)——分指标比较

指 标 别	上海	与适宜标准的比值	与最优领域比值	比 2000 年的提升幅度	上海与纽约的比值	北京与纽约的比值
战略规划设置的适宜程度	53.0	62.3	53.0	142.1	102.6	94.6
评估指标匹配健康需要的程度	87.4	102.8	87.4	5.4	102.6	89.4
战略规划与评估标准的可落实程度	42.8	50.3	93.3	186.5	124.6	103.8
综合:计划与评估机制的健全程度	**68.5**	**80.6**	**78.8**	**57.2**	**113.5**	**101.5**

表 3 - 50　　2017 年上海妇女保健领域计划与评估机制的
健全程度(%)——问题类型比较

部门分类	上海	与适宜标准的比值	与最优领域比值	比 2000 年的提升幅度	上海与纽约的比值	北京与纽约的比值
育龄期保健	68.3	80.4	78.1	39.6	116.5	88.3
孕产期保健	78.2	92.0	89.4	67.9	112.1	108.0
更年期保健	0.0	0.0	0.0	0.0	——	——
妇女保健合计	**68.5**	**80.6**	**78.8**	**57.2**	**113.5**	**101.5**

(三) 上海妇女保健筹资与补偿机制健全情况分析

筹资与补偿机制使妇女保健体系财力资源得到制度化保障,对妇女保健工作开展有重要影响[1]。健全的妇女保健筹资与补偿机制应明确政府的主导地位,做到总量适宜与稳定增长并能够有效落实。本章采用政府主导地位明确程度,经费投入明确程度以及筹资补偿机制的可落实程度等量化指标来分析妇女保健的筹资与补偿机制是否健全。

1. 上海妇女保健筹资与补偿机制健全情况的现状分析

数据显示,上海妇女保健体系筹资与补偿机制方面,具有以下优势与不足:

(1) 经费投入的总量基本明确

三地以预算形式明确妇女保健经费投入,经费的落实有制度保障。以上海为例,在 2017 年的卫生和计划生育预算中可以看到,妇幼保健机构的收入为 28 180 924 元(27 980 924 元为财政拨款投入),其中 15 864 304 元用于基本支出,12 316 620 元用于项目支出;计划生育事务的总收入为 60 436 434 元(54 736 434 为财政拨款),其中 29 731 448 元用于基本支出,30 704 986 为项目支出。经初步量化,上海、北京与纽约经费投入总量的明确程度均为 100%,对经费总量的制度保障做到清晰可考核。

① 刘继同.卫生财政学概念的涵义、范围领域、基本特征与地位作用(中)[J].中国卫生经济,2008,27(2): 10 - 13.

表 3 - 51 2017 年上海、北京与纽约妇女保健
领域经费投入总量的明确情况

| 城市 | 对经费投入总量的规定 | | | 经费投入总量明确程度(%) | 与纽约的比值(%) | 与适宜标准的比值(%) | 与最优领域比值(%) | 比 2000 年的提升幅度(%) |
	提及情况	清晰情况	可考核情况					
上海	提及	清晰	可考核	100.0	100.0	117.6	100.0	100.0
北京	提及	清晰	可考核	100.0	100.0	117.6	100.0	100.0
纽约	提及	清晰	可考核	100.0	—	117.6	100.0	0.0

(2) 坚持政府主导的筹资原则

妇幼保健服务具有公共产品的属性,需要政府发挥筹资的主导作用[1]。京沪一直重视政府在妇女保健的筹资机制中的主导地位,1996 年上海发布的《上海市母婴保健条例》中即提出"各级人民政府领导母婴保健工作,为母婴保健工作提供必要条件和保障";2009 年《中共中央国务院关于深化医药卫生体制改革的意见》则明确提出"我国将建立政府主导的多元卫生投入机制",进一步明确了政府在妇女保健筹资中的主导地位。而在纽约,未见有政策文件明确提出政府在妇女保健筹资中的主导地位。政府筹资主导地位不确定,相应的政府在妇女保健工作中的领导地位则难以确立,纽约妇女保健工作的统筹协调也可能因此出现问题。

表 3 - 52 2017 年上海、北京与纽约妇女保健
领域政府主导筹资的明确情况

| 城市 | 对政府主导筹资的规定 | | | 政府主导筹资明确程度(%) | 与纽约的比值(%) | 与适宜标准的比值(%) | 与最优领域比值(%) | 比 2000 年的提升幅度(%) |
	提及情况	清晰情况	可考核情况					
上海	提及	清晰	不可考核	66.7	—	78.4	100.0	100.0
北京	提及	清晰	不可考核	66.7	—	78.4	100.0	66.7
纽约	未提及	未清晰	不可考核	0.0	—	0.0	0.0	0.0

---

[1] 高军,赵一帆.公共卫生只能由政府主导全国政协委员、中国医学科学院(北京协和医院学院)党委书记、副院长李立明谈医改[J].首都医药,2012(7):17.

（3）政府主导与稳定增长无量化标准

尽管京沪一直坚持政府主导的筹资机制，并明确提出要扩大妇幼卫生投入，但在政策文件中却未见政府主导与经费增长幅度的量化标准，提示京沪妇女保健筹资提出的政府主导和增长均无法考核，目前仅是类似"口号"的愿景。未以制度明确政府主导与增长幅度的量化标准，是京沪两地妇女保健筹资与补偿机制的重要不足。从对筹资补偿机制的影响看，京沪政府主导与经费投入增长幅度不明确共造成－14.4%的影响，而纽约政府主导不明造成了－34.3%的影响。以上海为例，在2017年发布的《上海市妇女健康服务能力建设专项规划(2016—2020年)》中规定"各级政府要在提供妇女健康服务中发挥主导作用，加大对各级妇幼保健机构和妇女健康服务的投入力度，充分体现政府投入的政策引导作用和经济杠杆效应。完善政府主导的多元化筹资机制，鼓励、引导和促进社会资本参与妇女健康服务发展，形成多元化的办医格局"，但政府主导以及加大投入都无标准，不具备可操作性，相关部门难以根据此规定开展相关工作。有文献指出，京沪妇幼保健领域仍存在政府经济责任不明晰[1][2]，筹资主导作用尚未发挥和落实[3]，政府投入支持力度减弱等[4][5]问题。

表3－53 2017年上海、北京与纽约妇女保健领域经费投入稳定增长的明确情况

城市	对投入稳定增长的规定			经费投入稳定增长明确程度(%)	与纽约的比值(%)	与适宜标准的比值(%)	与最优领域比值(%)	比2000年的提升幅度(%)
	提及情况	清晰情况	可考核情况					
上海	提及	清晰	不可考核	66.7	66.7	78.4	100.0	0.0
北京	提及	清晰	不可考核	66.7	66.7	78.4	100.0	0.0
纽约	提及	清晰	可考核	100.0	—	117.6	100.0	0.0

① 荆丽梅,金春林,丁汉升,等.上海市公共卫生机构收入与支出分析[J].中国卫生政策研究,2010,3(1)：10－14.

② 田文华,梁鸿.卫生投入与卫生事业发展：从社会效率与目标考察[J].社会科学,2002(1)：50－54.

③ 姚岚,舒展,陈子敏,等.对公共卫生投入的逻辑思考[J].中国初级卫生保健,2004,18(11)：1－2.

④ 龚向真.医疗卫生体制改革中如何促进妇幼保健可持续发展的思考[J].中国妇幼保健,2008(25)：3507－3508.

⑤ 李曙光,尹爱田,张兴旭,等.刍议公共卫生筹资中政府扮演的角色[J].中国卫生事业管理,2005,21(1)：15－17.

（4）筹资与补偿机制的落实难以考核

以上海为例,仅见"财政部门要按照政府卫生投入政策落实相关经费保障""妇幼保健等公共卫生事业机构向社会提供公共卫生服务所需经费,由同级财政预算和单位上缴的预算外资金统筹安排"这类清晰但无法考核的职责描述,而未见对拨款时限、周期等有可考核的规定。这意味着政府对财力保障部门投入职责落实缺乏过程规范,相应的监控考核也难以实施,经费投入可能存在拨款不及时等问题。量化显示,三地妇女保健筹资与补偿机制的可落实程度均为66.7%,仍未见财力保障部门有可考核的妇女保健职责,机制可考核程度的不足对筹资与补偿机制造成－9.5%的影响,是下一步完善妇女保健筹资与补偿机制的重点方向之一。

表 3－54　2017 年上海、北京与纽约妇女保健领域财政部门职责明确情况

城市	对财政部门职责的规定			筹资机制的可落实程度（%）	与纽约的比值（%）	与适宜标准的比值（%）	与最优领域比值（%）	比 2000 年的提升幅度（%）
	提及情况	清晰情况	可考核情况					
上海	提及	清晰	不可考核	66.7	66.7	78.4	100.0	0.0
北京	提及	清晰	不可考核	66.7	66.7	78.4	66.7	0.0
纽约	提及	清晰	可考核	100.0	—	117.6	100.0	0.0

2. 上海妇女保健筹资与补偿机制健全情况的量化比较

针对妇女保健,上海已初步建立了以政府为主导且投入明确的筹资与补偿机制。上海妇女保健筹资与补偿机制的健全程度为72.4%,与北京持平,比纽约高11.1%,已达到适宜标准。与上海其他领域相比,妇女保健领域在筹资与补偿机制健全程度方面为最优。

具体看,政府主导的明确程度为66.7%,与北京持平,高于纽约。京沪妇女保健坚持以政府投入为主导的原则,但未规定政府投入在妇女保健筹资的具体占比或标准,不能量化评估;而纽约未明确提出政府在妇女保健筹资中的主导地位。上海经费投入明确程度为83.3%,与北京持平但低于纽约,其中总量的明确程度100%,增长的明确程度66.7%。三地均以预算制明确了妇女保健投入的总量,但京沪未量化规定增长的幅度难以考核。上海筹资补偿机

制的可落实程度为66.7%,与北京、纽约持平,财力保障部门的职责清晰但难以量化考核。

表3-55　2017年上海妇女保健领域筹资与补偿
机制的健全程度(%)——分指标比较

指 标 别	上海	与适宜标准的比值	与最优领域比值	比2000年的提升幅度	上海与纽约的比值	北京与纽约的比值
经费投入总量的明确程度	100.0	117.6	100.0	100.0	100.0	100.0
经费增长幅度的明确程度	66.7	78.4	100.0	0.0	66.7	66.7
政府主导筹资的明确程度	66.7	78.4	100.0	100.0	—	—
筹资与补偿机制的可落实程度	66.7	78.4	100.0	0.0	66.7	66.7
综合:计划与评估机制的健全程度	72.4	85.1	100.0	69.6	111.1	111.1

3. 筹资与补偿机制健全对妇女保健体系的影响

以制度明确政府在妇女保健筹资与补偿机制中的主导地位保障了政府在妇女保健工作中的领导地位,明确经费投入的总量和增长水平则保障了妇女保健工作经费投入的适宜,而明确财力保障部门的职责保障了筹资补偿机制的有效落实。建立投入明确、以政府为主导且能够有效落实的筹资与补偿机制,在理论上应能够提升妇女保健组织体系的统筹协调,促进资源的合理配置,推动管理机制的有效落实,在此基础上提升服务的质量,进而改善妇女的健康结果。

评估结果显示,2000—2017年间,伴随京沪两地妇女保健筹资机制健全程度的提升,两地妇女保健资源配置适宜程度、组织体系健全程度以及功能服务的完善程度均有不同程度的提升。以功能服务健全程度为例,2000—2017年间,上海从64.3%升至76.6%,北京从56.9%升至71.6%。这佐证了筹资与补偿机制健全对妇女体系运行的促进作用。而两地的孕产妇死亡率与筹资与补偿机制呈显著负相关(上海:Rho=-0.625,P=0.006;北京:Rho=-0.556,P=0.017),则佐证了筹资与补偿机制的健全促进了妇女健康结果的改善。

表 3 - 56　上海、北京和纽约妇女保健筹资与补偿机制的健全
程度与孕产妇死亡率的相关性与回归分析

城　　市	Spearman 等级相关系数	单因素线性回归分析		
		决定系数 R^2	回归系数	t 值
上海	−0.749**	0.261*	−22.173*	−2.376
北京	−0.556*	0.296*	−12.489*	−2.592
纽约	—[a]	—	—	—

*$P<0.05$,**$P<0.01$。
a. 纽约量化结果为直线。

4. 上海妇女保健筹资补偿机制的完善方向

综上分析可知,要完善上海妇女保健筹资与补偿机制,首先需要在制度中明确政府主导筹资及经费增长幅度的量化标准,保障政府的主导地位及投入的稳定增长。其次应进一步明确财力保障部门的职责,量化其职责的要求及标准以保证机制的落实。最后,在以上两点的基础上,还应加强筹资补偿过程和结果的监管,以确保经费的及时有效拨付。

(四)上海妇女保健协调与激励机制健全情况分析

协调与持续机制能够在既定资源的基础上,更好地发挥体系功能,优化服务,促进体系目标的实现[1],需关注公共卫生体系是否建立了纵向、横向及组织间有效的协调和激励制度[2]。当前许多健康问题影响因素如疾病病因、不同人群水平分布不公平的差距、健康危险因素、社会、经济和环境因素等,均超出了卫生部门的控制范围,因此需要各公共服务机构进行"跨部门行动",寻求协同增效,实现共同目标[3]。同时,需建立健全监督考核制度,明确奖惩机制,建立长效

① 陈菲,李程跃,李力,等.京沪妇女保健领域协调与激励机制健全程度分析[J].中国卫生事业管理,2019,36(4):300 - 303.
② 郝模.卫生政策学(第 2 版)[M].北京:人民卫生出版社,2013:31.
③ WHO. Framework for country action across sectors for health and health equity[EB/OL].(2014 - 10 - 29)[2017 - 09 - 27]. http://apps.who.int/gb/ebwha/pdf_files/WHA68/A68_17 - en.pdf.

激励机制，以提高多机构间的合作效果、推动合作的规范化和常态化[①]。

1. 上海妇女保健协调与激励机制健全情况的现状分析

（1）妇女保健统筹协调机制覆盖全面

如表 3 - 57 所示，上海妇女保健协调机制的覆盖范围达到 90%，高于纽约和北京并达到适宜标准。上海自 SARS 疫情暴发后建立公共卫生工作联席会议制度，妇女保健也涵盖其中。联席会议由分管副市长担任第一召集人，各委办局、各区县政府共 34 个相关部门作为联席会议成员单位，对开展妇女保健工作的业务部门、关键支撑部门和其他部门实现了全覆盖；联席会议下设卫生防病专委会、艾滋病专委会、提高出生人口素质专委会等 7 个专业委员会，分别由相关部门牵头，具体协调专委会范围内各项政策、措施。而在北京和纽约并未见到有类似的机制对妇女保健各相关方进行统筹协调。

表 3 - 57　2017 年上海、北京、纽约妇女保健体系协调机制的覆盖范围

类 型 别	协调机制覆盖的部门数			与适宜标准的比值（%）	与最优领域（类型）比值（%）	与 2000 年相比的提升幅度（%）	上海与纽约的比值（%）	北京与纽约的比值（%）D
	标准	上海平均	占比（%）					
育龄期保健	16.0	16.0	100.0	117.6	100.0	100.0	—	—
孕产期保健	16.0	16.0	100.0	117.6	100.0	100.0	—	—
更年期保健	16.0	0.0	0.0	0.0	0.0	0.0	—	—
妇女保健合计	**16.0**	**14.4**	**90.0**	**105.9**	**90.0**	**90.0**		

注：实际平均覆盖指上海 10 个妇女保健问题实际情况的平均值。

（2）业务部门激励机制逐步建立

业务部门（卫生行政部门、专业机构、医疗机构及基层卫生服务机构）是妇女保健服务的提供者，承担了大部分妇女保健职责。业务部门的工作状态直接影响妇女保健服务的质量，健全的激励机制首先应重点覆盖业务部门及其人员。此外，健全的激励机制还应做到清晰地规定激励条件（包括激励的主题、手段、对

---

① 韩志红，付大学.地方政府之间合作的制度化协调—区域政府的法治化路径[J].北方法学，2009，3(02)：121 - 132.

象、目的与过程)并量化激励的过程与手段,以促进激励的有效落实。

针对业务主管部门,上海对 10 个妇女保健问题中的 9 个问题都制定了清晰的奖惩措施,如《中华人民共和国母婴保健法》中规定"在母婴保健工作中作出显著成绩和在母婴保健科学研究中取得显著成果的单位和个人,由各级人民政府予以奖励",《上海市母婴保健条例》中规定"卫生行政管理人员应当遵纪守法,秉公执法。对玩忽职守、滥用职权、徇私舞弊的,由其所在单位或者上级主管部门给予行政处分;构成犯罪的,依法追究刑事责任"。然而并未对激励的过程和手段进行量化,激励的执行存在随意性。北京与上海基本一致,但在纽约未见有对卫生行政部门妇女保健工作的激励措施。经初步量化,上海业务主管部门的激励机制覆盖程度为 61.3%。

针对妇幼保健机构和医疗机构,在 10 个妇女保健问题中,上海有 9 个妇女保健问题设立了清晰的奖惩措施,而对婚前检查和产前筛查 2 个妇女保健问题有量化的激励手段。如在《中华人民共和国母婴保健法实施办法》中规定"医疗、保健机构或者人员未取得母婴保健技术许可,擅自从事婚前医学检查、遗传病诊断、产前诊断、终止妊娠手术和医学技术鉴定或者出具有关医学证明的,由卫生行政部门给予警告,责令停止违法行为,没收违法所得;违法所得 5 000 元以上的,并处违法所得 3 倍以上 5 倍以下的罚款;没有违法所得或者违法所得不足 5 000 元的,并处 5 000 元以上 2 万元以下的罚款",做到对激励手段的量化,相应激励措施执行有据可依。经初步量化(见表 3 - 58),上海妇幼保健机构和医疗机构的激励机制覆盖程度为 68.3%,与北京持平而略低于纽约。

针对基层卫生服务机构,上海对已关注的 9 个妇女保健问题都有清晰量化的激励措施,建立基于绩效考核的激励机制,将资源投入与考核结果挂钩。如上海 2015 年发布的《关于完善本市社区卫生服务中心绩效工资制度的实施意见(试行)》中规定:"加强考核,完善社区卫生服务中心绩效工资分配办法。各区县卫生计生部门在对社区卫生服务中心实施全面预算管理的基础上,依据本市事业单位绩效工资的总体要求,按照标化工作量、标化工作量单价以及工作质量效果评估确定当年可分配总额,在年底前予以核算,即当年可分配总额 = Σ(标化工作量 × 标化工作量单价) × 质量系数。可分配总额不得超过当年核定的绩效工资总量。"经初步量化(见表 3 - 58),上海基层卫生服务机构的激励机制覆盖程度为 91.9%,高于纽约和北京。

综上可知,上海针对妇女保健服务的提供建立了较为完善的机构和人员的激励制度,对妇女保健服务质量的改善起到了积极的影响。经初步量化(见表

3-59），上海妇女保健激励机制覆盖范围至 2017 年达到 72.5％，优于北京与纽约（上海比纽约高 40.6％，北京比纽约高 29.4％），达到适宜标准的 85.2％。提示上海已逐步建立覆盖业务部门的激励机制。

表 3-58　2017 年上海妇女保健体系激励机制的
覆盖范围(％)——分指标比较

指　标　别	上海	与适宜标准的比值	与最优领域比值	比 2000 年的提升幅度	上海与纽约的比值	北京与纽约的比值
激励机制覆盖业务主管部门的程度	61.3	72.1	64.8	17.2	—	—
激励机制覆盖专业公卫机构的程度	68.3	80.4	72.3	7.0	190.8	190.8
激励机制覆盖医疗机构的程度	68.3	80.4	81.0	7.0	80.3	86.0
激励机制覆盖基层卫生机构的程度	91.9	108.1	91.9	43.9	107.9	80.3
综合：激励机制的覆盖范围	**72.5**	**85.2**	**93.6**	**18.9**	**140.6**	**129.4**

表 3-59　2017 年上海妇女保健体系激励机制的
覆盖范围(％)——问题类型比较

部门分类	上海	与适宜标准的比值	与最优领域比值	比 2000 年的提升幅度	上海与纽约的比值	北京与纽约的比值
育龄期保健	78.3	92.2	84.5	42.4	174.1	151.9
孕产期保健	79.2	93.1	85.4	8.6	126.7	120.0
更年期保健	0.0	0.0	0.0	0.0	—	—
妇女保健合计	**72.5**	**85.2**	**93.6**	**18.9**	**140.6**	**129.4**

（3）常规工作协调权威仍有不足

在常规工作中，北京、上海基本能有效协调妇女保健机构、医院等 4 类业务部门，平均协调范围分别为 80.0％和 90.0％。然而，针对财政、人力等 4 类关键支撑部门的协调乏力，北京、上海的协调范围分别为 40.0％和 22.5％，仅对医保部门协调相对到位。其他部门协调状况亦不理想。具体详见本书在组织体系要素中对常规工作协调权威情况的分析。初步量化结果显示，北京、上海常规工作的协调权威程度与适宜标准仍有 59.2%、70.0% 的差距,各部门间未能有效地形成合力。例如,两地共同推进妇女保健工作开展的氛围尚未形成,协同支持的程度距离适宜标准分别相差了 61.5%、69.3%。关键支撑部门协调乏力。

(4) 协调与激励仍存在落实问题

职责明确是各方协调与激励的基础,职责不明确则会引起职能交叉重叠,造成多头管理等,影响职责的落实,影响妇女保健工作各相关方的协作统一。由前文对部门职责分工明确程度的分析可知,上海妇女保健仍存在诸多职责不明确的问题,如支撑部门的职责不清晰不可考核,育龄期保健的业务部门职责也有不明确之处等等。因此,经评估上海协调与激励机制的可落实程度仅为 17.9%(见表 3 - 60),虽高于纽约和北京,但距离适宜标准仍有 78.9% 的差距,这是协调与激励机制不健全的主要问题。

表 3 - 60　2017 年上海妇女保健体系协调与激励机制的
可行程度(%)——问题类型比较

部门分类	上海	与适宜标准的比值	与最优领域比值	比 2000 年的提升幅度	上海与纽约的比值	北京与纽约的比值
育龄期保健	10.0	11.8	32.6	60.0	57.1	42.9
孕产期保健	25.0	29.4	81.5	300.0	100.0	93.8
更年期保健	0.0	0.0	0.0	0.0	—	—
妇女保健合计	**17.9**	**21.1**	**72.1**	**211.8**	**87.6**	**79.0**

2. 上海妇女保健协调与激励机制健全情况的量化比较

如表 3 - 61 所示,上海四个分指标均优于北京和纽约。具体看,上海妇女保健已建立覆盖全面的统筹协调机制,覆盖范围达到 90.%;并逐步建立了覆盖业务部门的激励机制,业务部门覆盖范围 72.5%;协调机制具备一定权威性,权威程度 52.1%;但因部门职责分工仍不明确,协调与激励的可行程度仅为 17.9%。由此可见,上海已建立了覆盖较为全面的协调与激励机制,但机制的权威性与机制的可落实程度仍有待提升。

经综合量化评估(表 3 - 62),上海妇女保健协调与激励机制的健全程度为60.9%。三个城市比较而言,上海最优,而纽约较不足,上海比纽约高 203.6%,北京比纽约高 122.4%。尽管上海在同类型城市中有比较优势,但距离一流标准仍有

29.3％的差距。在本书评估的五个领域中,上海最优领域为儿童保健(65.8％),妇女保健距离最优有 7.4％的差距;而北京与纽约分别比最优领域低了 51.3％和57.3％。从变化趋势看,上海 2000—2017 年有明显提升,提升幅度 213.3％,"上海市公共卫生工作联席会议制度"的建立极大程度完善了妇女保健协调与激励机制的健全。

表 3‐61　2017 年上海妇女保健体系协调与激励
机制的健全程度(％)——分指标比较

指 标 别	上海	与适宜标准的比值	与最优领域比值	比 2000 年的提升幅度	上海与纽约的比值	北京与纽约的比值
协调机制的覆盖范围	16.0	14.4	90.0	105.9	90.0	90.0
激励机制的覆盖范围	72.5	85.2	93.6	18.9	140.6	129.4
协调与激励的权威程度	52.1	61.3	91.9	341.0	504.0	171.4
协调与激励的可行程度	17.9	21.1	72.1	211.8	87.6	79.0
综合：协调与激励机制的健全程度	**72.5**	**85.2**	**93.6**	**18.9**	**140.6**	**129.4**

表 3‐62　2017 年上海妇女保健体系协调与激励机制的
健全程度(％)——问题类型比较

部门分类	上海	与适宜标准的比值	与最优领域比值	比 2000 年的提升幅度	上海与纽约的比值	北京与纽约的比值
育龄期保健	64.0	75.3	92.0	42.4	363.8	129.5
孕产期保健	67.7	79.6	97.2	8.6	278.3	119.4
更年期保健	0.0	0.0	0.0	0.0	—	—
妇女保健合计	**60.9**	**71.7**	**92.6**	**18.9**	**303.6**	**122.4**

3. 协调激励机制健全对妇女保健体系的影响分析

理论上,协调与激励机制健全能够推动组织协作、加强资源配置并促进服务质量的提升,进而改善妇女健康结果。京沪孕产妇死亡率随着协调与激励机制的健全而呈现逐步下降的趋势,且二者具有负相关性(相关系数均大于 0.5),这佐证了健全的协调与激励机制能够对体系运行效果产生作用。相关研究显示,以北京为例,随着协调与激励机制的健全,组织体系的健全程度从 41.7％提升至65.3％,功能服务的健全程度从 56.9％提升至 71.6％。可认为京沪妇女保健领域逐渐健全的协调与激励机制,与管理运行中其他机制以及相关要素一起对妇女保健服务过程提供了有力支撑,推动了两地妇女健康结果指标的改善。

表 3-63　上海、北京和纽约妇女保健协调激励机制的健全
程度与孕产妇死亡率的相关性与回归分析

城　市	Spearman 等级相关系数	单因素线性回归分析		
		决定系数 R^2	回归系数	t 值
上海	−0.807**	0.457**	−15.148*	−3.672
北京	−0.517*	0.243*	−47.935*	−2.267
纽约	−0.075	0.065	−96.834	—

* $P<0.05$,** $P<0.01$。

4. 上海妇女保健协调与激励机制完善的重点方向

综合以上分析可知,上海已建立较为完善的协调与激励机制,如何有效落实协调与激励是机制下一步完善的重点。首先,应在制度上进一步明确各个部门的职责、分工与具体任务,细化工作流程、任务数量和质量要求,尤其是确保关键支撑部门、其他支撑部门的职责清晰、可考核,切实解决“支撑部门职责不清晰、不可考”的问题。在国内、在妇女保健领域率先成为精细化管理、责任化落实的标杆。其次,在职责清晰、激励明确的基础上,建议参照应对重大问题时的“联席会议制度”,由政府牵头或授权委托,建立常规工作的统一协调领导小组或协调机制,统筹协调各部门,尤其确保将关键支撑部门纳入协调范围,改变当前对卫生系统以外部门协调乏力的局面,更好地统领各方,围绕“促进妇女健康”的共同目标努力。

(五) 上海妇女保健管理运行机制整体完善情况分析

1. 妇女保健体系管理运行机制完善情况的综合量化

上海妇女保健的管理运行机制已相对健全,尤其是针对妇女保健服务的提供过程已逐步完善。但在对妇女保健工作起到支撑作用的部门中(如财力、人力、医保、教育、福利等),机制的影响仍存在不足。两地妇女保健管理运行机制仍存在支撑部门职责分工不明确、缺乏有效监督与评估等薄弱环节,影响了体系的良性运行。综合量化显示(见表 3-64),管理运行机制的完善程度为 58.0%,较 2000 年提升 90%。

比北京高 25.6%，比纽约高 35.3%，距离一流标准仍有 31.8% 的差距。上海孕产期保健的管理运行机制相对更为完善，量化结果达到 65.7%，比育龄期保健高 12.3%。

表 3-64　2017 年上海妇女保健体系管理运行机制的完善程度(%)——分指标比较

指　标　别	上海	与适宜标准的比值	与最优领域比值	比 2000 年的提升幅度	上海与纽约的比值	北京与纽约的比值
管理与监控机制的健全程度	35.1	41.3	84.2	66.6	109.6	104.3
计划与评估机制的健全程度	68.5	80.6	78.8	57.2	113.5	101.5
筹资与补偿机制的健全程度	72.4	85.1	100.0	69.6	111.1	111.1
协调与激励机制的健全程度	72.5	85.2	93.6	18.9	140.6	129.4
综合：管理运行机制的完善程度	**57.9**	**68.1**	**86.8**	**90.0**	**135.2**	**107.7**

表 3-65　2017 年上海妇女保健体系管理运行机制的完善程度(%)——问题类型比较

部门分类	上海	与适宜标准的比值	与最优领域比值	比 2000 年的提升幅度	上海与纽约的比值	北京与纽约的比值
育龄期保健	58.5	68.8	86.0	91.9	148.0	101.8
孕产期保健	65.7	77.3	96.6	89.0	129.5	110.4
更年期保健	0.0	0.0	0.0	0.0	—	—
妇女保健合计	**57.9**	**68.1**	**86.8**	**90.0**	**135.2**	**107.7**

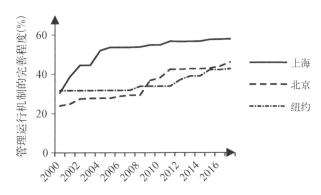

图 3-4　2000—2017 年三地妇女保健领域管理运行机制的完善程度的变化趋势(%)

2.妇女保健体系管理运行健全情况评估可行性分析

系统收集涉及上海、北京与纽约三地妇女保健且具有约束力的政策文件,应用"适宜公共卫生评估标准"以及管理运行要素的定位,本章从管理与监控机制、计划与评估机制、筹资与补偿机制、协调与激励机制四方面综合评估了三地妇女保健组织体系的状况。前文分析可知,评估结果能够反映三地各个机制上的差异,初步量化后结果显示的差异与分析结果具有一致性。经相关与回归分析,评估结果与健康结果之间存在较好的相关性,能够一定程度解释健康结果的变化,提示评估具备有效性。综上,本章对妇女保健体系管理运行机制评估所采用的评估标准以及量化的探索具备一定的可行性。

四、本章小结

(一) 资源配置对妇女保健体系的保障情况

上海妇女保健体系财力投入的政府主导作用初步体现,物力数量基本充足,但具体到人员素质与激励、财力投入总量和稳定增长以及物力资源的更新等方面依旧有很大的提升空间。初步量化,上海妇女保健资源配置的整体适宜程度为49.3%,略高于纽约,比北京高29.9%,与适宜标准仍有较大差距。

在人力资源配置方面,保健工作仍旧存在数量不足、年龄结构不合理、职称与学历偏低以及待遇与工作量不匹配等问题。上海妇女保健人力资源配置的适宜程度为47.7%,比纽约低32.4%,比纽约高24.3%,虽然妇女保健为上海公共卫生领域最优,但与适宜水平有32.1%的差距。

在财力资源配置方面,妇女保健财力投入政府主导作用初步体现,妇女保健经费投入的总量缺口显示日益减小,但财力投入未保持稳定增长趋势。上海妇女保健工作的财力资源适宜程度为69.4%,为纽约的98.9%,适宜标准的81.6%,是上海六个主要公共卫生领域中的最优值。

在物力资源配置方面,上海物力资源配置状态已获得了一定改善,但物资数量尚存在结构性的不足,种类依然有所欠缺,也未能实现及时的更新。上海妇女保健工作的物力资源适宜程度2017年为58.9%,为纽约的95.6%,适宜标准的69.3%,与最优领域相比尚有14.6%的差距,较2000年相比改善了81.6%。

（二）上海妇女保健组织体系完善情况

上海妇女保健体系组织架构已较为健全，能够很好支撑妇女保健工作的开展，但在如何明确划分各方的职责分工、如何统筹协调各方等方面仍有待加强。上海妇女保健组织体系完善程度为 64.6％，比北京高 27.5％，比纽约高 27.8％，距离适宜标准仍有 24.0％的差距。其中，在应包含的 15 类部门中，上海妇女保健组织架构平均纳入其中 12.9 类部门，组织架构完备程度为 85.8％。仅业务部门职责清晰且可考核，而支撑部门的职责或不清晰或不可考核，妇女保健部门职责明确程度仅为 28.0％。上海妇女保健体系能够在应对重大妇女保健问题时发挥较好的协调能力，这为上海妇女保健工作的协调统一奠定了基础，但体系对日常工作的协调能力仍存在不足，上海妇女保健组织体系统筹协调的权威程度为 52.1％。

（三）上海妇女保健管理运行机制完善情况

上海妇女保健的管理运行机制已相对健全，尤其是针对妇女保健服务的提供过程已逐步完善。但在对妇女保健工作起到支撑作用的部门中（如财力、人力、医保、教育、福利等），机制的影响仍存在不足。两地妇女保健管理运行机制仍存在支撑部门职责分工不明确、缺乏有效监督与评估等薄弱环节，影响了体系的良性运行。管理运行机制的完善程度为 58.0％，比北京高 25.6％，比纽约高 35.3％，距离适宜标准仍有 31.8％的差距。

从管理与监控机制看，在政策上能够广泛覆盖必要的管理内容形式，监管有较好的权威性保障，但支撑部门职责不明确，未被纳入监控范围仍制约了管理与监控机制发挥保障体系良性运行的作用。初步量化，上海妇女保健管理与监控机制的健全程度达到 35.1％，比纽约高 9.6％，比北京高 5.1％，距离适宜标准仍有较大差距，差距达到 58.7％，提示上海妇女保健管理与监控机制在同类城市比较中具备一定比较优势，但仍有较大完善空间。

从计划与评估机制看，上海妇女保健的战略规划与评估指标能够覆盖上海已关注的妇女保健问题，做到以妇女健康需要为导向，但关键支撑部门职责不明确、未纳入评估体系仍制约战略目标与评估标准有效落实。上海妇女保健计划与评估机制的健全程度为 68.5％，比北京高 11.8％，比纽约高 13.5％，距离适宜标准差距较小。

从筹资与补偿机制看,上海已初步建立了以政府为主导且投入明确的筹资与补偿机制,但未量化规定增长的幅度,且财政部门的筹资职责仍未做到清晰可考核,机制落实仍存在一定不足。上海妇女保健筹资与补偿机制的健全程度为72.4%,与北京持平,比纽约高11.1%,已达到适宜标准。

从协调与激励机制看,上海妇女保健已建立覆盖全面的统筹协调机制,并逐步建立了覆盖业务部门的激励机制,机制具备一定权威性,但因支撑部门职责分工仍不明确,协调与激励的可行性仍存在疑问。初步量化,上海妇女保健协调与激励机制的健全程度为60.9%,比纽约高203.6%,比北京高147.6%。尽管上海在同类型城市中有比较优势,但距离适宜标准仍有29.3%的差距。

第四章　上海妇女保健体系的过程维度评估

妇女保健体系的服务"过程"直接影响体系"结果",其服务能否有效覆盖、准确把握妇女的健康需要,能否及时控制妇女的健康风险,直接决定了体系能否有效地为妇女健康保驾护航。为此,本章主要从功能服务健全情况、把握具体妇女健康需要的水平、把控妇女健康风险因素的能力三方面对上海妇女保健体系进行评估,具体情况如下。

一、上海妇女保健体系功能服务健全情况

功能服务是一个国家(地区)围绕公共卫生体系目标而演化的一系列必要的行动与开展的具体活动。功能是目标的体现,服务是功能的细化。一方面功能和服务的范围引导着体系组织体系的设置与资源配置的导向[①],另一方面服务的质量与公平性等也会直接影响公众的健康结果。因此,本章主要从功能和服务提供是否满足妇女的健康需要以及妇女保健服务的公平性两个方面对上海、北京与纽约妇女保健体系功能服务的健全情况进行评估。

(一) 妇女保健服务与健康需要匹配情况分析

不同城市之间,由于政策、经济、法律、文化等社会环境的限制,以及妇女保健体系在组织架构、管理机制与资源配置等结构层面的不同,其妇女保健体系的功能与服务的重点存在差异。因此需要关注不同国家或地区公共卫生体系的功

---

① Turnock B J. Public health: What it is and how it works[M]. Burlington: Jones & Bartlett Learning. 2016: 15 - 16.

能和服务提供是否能够满足妇女的健康需要。本章主要从两方面评估了上海、北京与纽约三地妇女保健体系功能服务对妇女健康需要的匹配程度：一是分析妇女保健服务范围是否涵盖了所有应关注妇女健康问题；二是从妇女保健服务是否具有有效的考核评估来分析妇女保健服务的质量是否有保障。评估结果如下。

1. 上海妇女保健服务匹配妇女健康需要的现状分析

(1) 上海妇女保健服务已广泛覆盖妇女健康需要

一直以来，上海都注重针对妇女健康需要提供保健服务，妇女保健服务的覆盖范围逐步扩大。1971 年，全国各省(市)在国务院的要求下有序开展优生优育工作。1985 年，全国开始要求提供遗传优生咨询、产前诊断、高危妊娠门诊，以及住院分娩、产后访视等服务，体现出政府对孕产妇保健的重视。次年，原卫生部妇幼卫生司在全国范围推广以避孕为主的综合节育措施，以降低人工流产、引产率，实现了对不安全人工流产服务的覆盖；1992 年，国务院提出要积极倡导婚前检查。1998 年，上海市原人口计生委提出为育龄群众提供不孕不育的预防、治疗、教育、咨询等服务。2001 年，上海进一步提出做好避孕方法知情选择、改进避孕药具免费发放和市场供应工作，明确了对育龄人群提供非意愿妊娠和意外怀孕的预防服务。经初步量化，结果如表 4-1 所示，至 2017 年，上海妇女保健服务的覆盖范围已达到 90％，全面覆盖了育龄期与孕产期保健。

表 4-1　2017 年上海、北京和纽约妇女保健领域功能服务的覆盖范围

类型别	提供相应服务的问题数			与纽约的比值(%)		与适宜标准的比值(%)			与最优领域(类型)比值(%)		
	应有	上海实际	比例(%)	上海	北京	上海	北京	纽约	上海	北京	纽约
育龄期保健	5	5.0	100.0	125.0	100.0	117.6	94.1	94.1	100.0	80.0	80.0
孕产期保健	4	4.0	100.0	100.0	100.0	117.6	117.6	117.6	100.0	100.0	100.0
更年期保健	1	0.0	0.0	—	—	0.0	0.0	0.0	0.0	0.0	0.0
妇女保健合计	**10**	**9.0**	**90.0**	**112.5**	**100.0**	**105.9**	**94.1**	**94.1**	**90.0**	**80.0**	**80.0**

(2) 上海妇女保健服务质量具备保障

对妇女保健服务进行过程和结果的考核评估，有利于引导和规范服务提供

者的行为,敦促其提供保质保量的服务[1][2]。1985年,原卫生部通过颁布《全国城乡孕产期保健质量标准和要求》,针对产前常规保健,产时安全以及产后访视服务设置了相应的定量考核标准,提示我国较早实现了对孕产妇保健服务提供质量的重视。90年代中国儿童发展规划纲要(1992年)与中国妇女发展纲要(1995—2000年)针对婚前检查、优生优育、高危筛查与管理等三项服务设立了定量考核指标。1998年、2001年上海市相继颁布了《上海市育龄群众享有生殖保健服务工作规划》和《上海市人人享有优质生殖保健服务目标第一阶段工作规划》,针对不孕不育的干预、不安全人工流产以及非意愿妊娠等三项服务设置了定量可考核的指标,提示上海政府重视育龄期妇女服务提供的质量。2015年,《国家妇幼健康优质服务示范工程评估指标》针对不安全人工流产设立了相应的定量考核指标。其他研究也得到类似结论,一项针对我国妇幼保健服务开展质量的评估研究显示,上海在妇幼保健服务质量上处于我国领先水平[3]。经初步量化(表4-2),上海对90%的妇女健康问题的保健服务设置了定量的考核评估指标,高于北京和纽约。

表4-2　2017年上海、北京和纽约妇女保健
领域功能服务定量可考核比例(%)

类型别	提供服务定量可考核的问题数			与纽约的比值(%)		与适宜标准的比值(%)			与最优领域(类型)比值(%)		
	应有	上海实际	比例(%)	上海	北京	上海	北京	纽约	上海	北京	纽约
育龄期保健	5	5.0	100.0	166.7	133.3	117.6	94.1	70.6	100.0	80.0	60.0
孕产期保健	4	4.0	100.0	133.3	133.3	117.6	117.6	88.2	100.0	100.0	75.0
更年期保健	1	0.0	0.0	—	—	0.0	0.0	0.0	0.0	0.0	0.0
妇女保健合计	10	9.0	90.0	150.0	133.3	105.9	94.1	70.6	90.0	80.0	82.5

① 周峰.社区卫生服务中心绩效考核体系的现状与分析[J].现代医药卫生,2010,26(5):782-783.

② Mays G P, Pk H, Miller C A. Assessing the performance of local public health systems: a survey of state health agency efforts[J]. J Public Health ManagPract, 1998, 4(4): 63-78.

③ 鞠磊,卢月,张寒,等.我国妇幼保健服务开展现状及质量评估[J].中国妇幼保健,2019,34(04):726-730.

2. 上海妇女保健服务匹配妇女健康需要的量化探索

综合以上两方面，可以量化上海妇女保健服务与妇女健康需要的匹配程度（表 4-3），量化结果为 91.9%，达到适宜标准。三个城市中上海具有比较优势，上海比纽约高 23.3%，北京比纽约高 14.3%，提示京沪妇女保健服务对妇女健康的匹配比纽约更为全面。从问题类型来看，上海育龄期与孕产期保健服务与公众需要的匹配程度均达到 100%，达到适宜标准，代表上海的最优水平。上海所提供的妇女保健服务覆盖了育龄期与孕产期的所有问题，并都做到了定量可考核，这显示了上海对妇女育龄期与孕产期健康的重视，保健服务的质量具备保障。

表 4-3　2017 年上海、北京和纽约妇女保健服务
与妇女健康需要的匹配程度（%）

领域类型别	上　海			与纽约比值		与适宜标准比值			与最优领域比值		
	2017	2000	提升	上海	北京	上海	北京	纽约	上海	北京	纽约
育龄期保健	100.0	80.0	25.0	142.9	114.3	117.6	94.1	82.4	100.0	80.0	70.0
孕产期保健	100.0	100.0	0.0	114.3	114.3	117.6	117.6	102.9	100.0	100.0	87.5
更年期保健	0.0	0.0	0.0	—	—	0.0	0.0	0.0	0.0	0.0	0.0
妇女保健合计	**91.9**	85.1	7.9	**123.3**	114.3	**108.1**	**100.2**	**87.6**	**94.6**	**85.1**	**92.4**

3. 功能服务与健康需要匹配对妇女保健体系的影响

如表 4-4 所示，上海、北京和纽约妇女保健服务与公众需要匹配程度与孕产妇死亡率之间呈现显著的负相关关系（$P < 05$）。这提示随着妇女保健服务全面覆盖、考核评估机制的完善，居民的妇女保健需求逐步得到了满足，从而推动孕产妇死亡率逐步下降。此外，在妇女保健体系中，服务过程一定程度受到组织架构、管理机制与资源配置等体系结构要素的影响，妇女保健服务与健康需要匹配程度的提升能够一定程度反映出结构要素的改善。上海、北京和纽约资源配置、管理运行、组织架构等方面均有所改善便提供了佐证，如上海妇女保健体系的组织架构健全程度由 2000 年的 68.5% 上升到 2017 年的 85.8%，管理与监控机制可行程度由 2.20% 提升至 19.67%。

表 4-4　上海、北京和纽约妇女保健功能服务匹配公众需要程度与
孕产妇死亡率的相关性与回归分析结果

城　市	Spearman 等级相关系数	单因素线性回归分析		
		决定系数 R^2	回归系数	t 值
上海	−0.756*	0.356*	−53.682*	−1.018
北京	−0.660**	0.290*	−58.436*	−2.555
纽约	−0.374*	0.132	−10.157	−1.184

* $P<0.05$，** $P<0.01$。

4. 改善妇女健康服务的战略重点

尽管上海已设置与妇女健康需要相匹配的保健服务，但服务质量的改善仍然受管理运行、组织架构与资源配置等因素的直接影响。因此，在广泛提供妇女保健服务的基础上，还应注重加强人力、财力等资源的配置，提升组织各相关方的协调统一并保障管理机制的落实。

(二) 妇女保健服务的公平性分析

文献分析结果显示，上海妇女保健服务公平性逐步提升。2000 年，妇女健康不公平问题十分严重，如有研究者提及"流动人口与户籍人口两者之间生育、节育率相差悬殊"[1]，而到 2017 年妇女保健服务公平性已有显著提升，如有研究者认为"在健康状况上，各地区之间、户籍非户籍之间孕产妇死亡率是均等的"[2]；总体来看，近年来妇女保健服务公平性一直受到上海的重视，2009 年，上海在全市范围内推动"母婴保健均等化服务和孕产妇系统管理"，妇女保健服务尤其是孕产妇保健公平性得到大幅改善。然而户籍人口与外来人口的健康差距仍然存在，以孕产妇死亡率为例，2017 年，上海户籍人口的孕产妇死亡率为 $1.01/10^5$，而上海整体的区域孕产妇死亡率为 $3.01/10^5$，可见外来人口的孕产妇死亡率仍数倍于户籍人口，妇女保健服务公平性仍有很大进步空间。

---

① 武俊青，潘家增.上海市闵行区流动人口婚育观念与行为的研究[J].医学与社会，1999
(1)：19-19.

② 王丰.上海市闵行区公共卫生服务均等化实施策略研究[D].上海：复旦大学，2012.

1. 上海妇女保健服务公平性评估的量化探索

综合文献中研究者对妇女保健公平性的评估,通过对语义的分析和分类,可以对妇女保健服务公平性进行初步量化。如表 4-5 所示,研究者认为上海市妇女保健服务公平性问题不严重和较不严重的研究者占比均为 14.3%,认为上海市妇女保健服务公平性问题中严重和较严重的占比分别为 57.1% 和 14.3%。据此估算,上海妇女保健服务的公平性适宜程度为 48.0%,仅达到最优领域的 65.3%,与适宜标准仍有 46.2% 的差距,提示上海妇女保健服务的公平程度仍有较大进步空间。三地比较来看,北京的妇女保健服务公平性最优而纽约最差,上海比纽约的公平性适宜程度高 14.3%,而北京比纽约高 20%。京沪两地妇女保健服务的不公平主要为户籍人口和流动人口的不公平,而纽约妇女保健服务的公平性主要体现为种族差异,是白色人种和其他有色人种之间的差异。一项研究显示,在纽约非拉丁裔黑人的孕产妇死亡率是非拉丁裔白人的 12 倍[①]。

表 4-5　2017 年上海、北京和纽约妇女保健领域服务
提供不公平性的严重程度的评估情况

研究者认为服务不公平的严重程度	构成比(%)		
	上海	北京	纽约
不存在问题	0.0	0.0	0.0
不严重	14.3	0.0	0.0
较不严重	14.3	40.0	50.0
中等严重	57.1	60.0	0.0
较严重	14.3	0.0	50.0
非常严重	0.0	0.0	0.0

表 4-6　2017 年上海、北京和纽约妇女
保健功能服务的公平程度(%)

领域类型别	上海			与纽约比值		与适宜标准比值			与最优领域比值		
	2017	2000	提升	上海	北京	上海	北京	纽约	上海	北京	纽约
妇女保健合计	45.7	20.0	128.6	114.3	120.0	53.8	56.5	47.1	65.3	81.2	75.0

---

① Boyd L, Johnson T, Langston A, et al. Pregnancy-associated mortality: New York City, 2006-2010[J]. New York City Department of Health and Mental Hygiene Bureau of Maternal, Infant and Reproductive Health, 2010, 2015: 7-17.

2. 妇女保健服务公平性的进步带来健康效果的改善

上海、北京与纽约妇女保健服务公平性改善的效果初步显现。如表 4‐7 所示，在三地妇女保健服务提供的不公平性严重程度评分逐步下降的同时，孕产妇死亡率总体也呈现下降的趋势，两者在上海与北京呈现显著的负相关关系（相关系数分别为−0.715 和−0.515），提示妇女保健服务公平性的改善提高整个妇女人群的健康水平。根据卫生系统宏观模型，服务属于过程子模，其提供的质和量以及公平性直接作用于结果子模，对健康结果产生影响。妇女保健服务的公平程度在很大程度决定着妇女健康结局，即孕产妇死亡率的公平程度，因而随着京沪两地妇女保健服务公平性的逐渐改善，低收入、非户籍妇女服务的可获得性得到提高，从而带来了孕产妇死亡率的下降。

表 4‐7　上海、北京和纽约妇女保健功能服公平程度与
孕产妇死亡率的相关性与回归分析结果

城　　市	Spearman 等级相关系数	单因素线性回归分析		
		决定系数 R^2	回归系数	t 值
上海	−0.715*	0.494**	−22.269**	−3.956
北京	−0.515*	0.265*	−22.661*	−2.404
纽约	−0.250	0.016	−7.157	−0.584

* $P<0.05$，** $P<0.01$。

3. 加大投入，促进妇女保健资源的公平配置

社会公正体现着"资源共享，普遍受益"的原则，促进妇女保健资源在不同人群、不同地区之间配置的公平性是社会公正的内在要求。未来在进行妇女保健机构和床位资源配置的过程中将人口数量和地理面积因素考虑在内，合理制定规划，增加近远郊区妇女保健资源配置的数量，促进妇女保健资源配置公平性的进一步提高。

(三) 妇女保健功能服务整体情况的分析

1. 妇女保健体系功能服务健全情况综合量化

通过前文对上海、北京与纽约三地妇女保健服务覆盖范围、考核评估以及公平性的分析，可以综合量化低妇女保健体系功能服务的整体健全情况。经初步

量化,如表 4-8 所示,上海妇女保健功能服务健全程度(下称"健全程度")已达76.6%,较 2000 年提升 19.2%,达到适宜标准的 90.1%。同类型城市比较来看,上海具有一定比较优势,上海健全程度比纽约高 23.3%,北京比纽约高 15.2%。上海功能服务健全程度最优是儿童保健领域,妇女保健与儿保差距较小,健全程度达到儿保的 95%。

表 4-8   2017 年上海、北京和纽约妇女保健功能服务的
健全程度(%)——按定位比较

领域类型别	上　海			与纽约比值		与适宜标准比值			与最优领域比值		
	2017	2000	提升	上海	北京	上海	北京	纽约	上海	北京	纽约
与妇女健康需要匹配程度	91.9	85.1	7.9	123.3	114.3	108.1	100.2	87.6	94.6	85.1	92.4
妇女保健功能服务公平程度	45.7	20.0	128.6	114.3	120.0	53.8	56.5	47.1	65.3	81.2	75.0
妇女保健功能服务健全程度	**76.6**	**64.3**	**19.2**	**123.3**	**115.2**	**90.1**	**84.2**	**73.1**	**95.0**	**81.8**	**91.1**

表 4-9   2017 年上海、北京和纽约妇女保健功能服务的
健全程度(%)——问题类型比较

领域类型别	上　海			与纽约比值		与适宜标准比值			与最优领域比值		
	2017	2000	提升	上海	北京	上海	北京	纽约	上海	北京	纽约
育龄期保健	83.4	60.4	38.0	142.9	115.2	98.1	79.1	68.7	100.0	76.9	71.5
孕产期保健	83.4	75.5	10.4	114.3	115.2	98.1	98.9	85.8	100.0	96.1	89.4
更年期保健	0.0	0.0	0.0	—	—	0.0	0.0	0.0	0.0	0.0	0.0
妇女保健合计	**76.6**	**64.3**	**19.2**	**123.3**	**115.2**	**90.1**	**84.2**	**73.1**	**95.0**	**81.8**	**91.1**

2. 妇女保健体系功能服务评估的可行性分析

通过对上海、北京与纽约功能服务范围、考核评估以及公平性的具体分析,本书结果反映了三地妇女保健服务的差异,上海比纽约具有较为明显的比较优势,具备可比性。服务过程直接影响健康结果,上海孕产妇死亡率优于纽约也佐证了以上优势,提示服务评估结果具备一定合理性。通过相关分析与线性回归分析,本书的初步量化结果与健康结果之间具备较好的相关性,能够一定程度反映健康结果

的变化,也提示了对服务评估量化探索的有效性。因此,可以说本书采用"适宜公共卫生评估标准"对三地妇女保健服功能服务进行的评估具备一定可行性。

二、上海把握具体妇女健康需要的水平

在明确上海妇女保健服务健全情况的基础上,需进一步评估上海把握公众健康需要的水平。要充分把握妇女的健康需要,政府应能够做到准确识别妇女的健康需要,且能够根据需要作出科学的决策并动态调整妇女保健工作的目标与方向。因此,本书从对妇女健康需要的识别情况、依据健康需要识别进行科学决策的情况、妇女保健工作方向动态调整情况三个方面,评估了上海把握具体妇女健康需要的水平。

(一) 分析上海对妇女健康需要的识别情况

妇女健康问题直接关系到整个公众的健康[①],公众应享有知情权。政府公开发布反映妇女健康及妇女保健工作效果的重要信息,能够直接反映政府对妇女健康需要的识别情况。以下主要从公开发布的妇女健康信息的发布主体、信息收集渠道、及时性、连续性、可信性五个方面量化评估了上海、北京与纽约对妇女健康需要的识别情况。

1. 上海对妇女健康需要识别情况的现状分析

(1) 政府能够较好识别妇女健康的需要

在穷尽收集所发布妇女保健相关公开信息与研究文献的基础上,分析上海政府、专业机构与研究机构发布信息的情况。如表 4 - 10、表 4 - 11、表 4 - 12 所示,在 10 类应关注的妇女健康问题中,科研机构发布了其中 9 个问题(占比 90％)的健康指标信息,而政府发布了其中 7 个问题(占比 70％)的健康指标信息,包括:婚前检查、优生优育、不孕不育、产前检查等 7 类问题,提示上海政府决策层较为关注妇女健康相关问题,能够较好地识别妇女的健康需要。政府对妇女健康信息的发布代表了决策层对妇女健康的重视程度,随着政府对妇女健康敏感指标信息的发布,这些妇女健康问题将很大程度上被识别并付诸解决。

---

① 董建荣.我国 21 世纪的公共卫生问题与对策[J].中国初级卫生保健,2000(2):4 - 5.

表 4-10　政府发布应关注妇女健康敏感指标信息的问题数占比(%)

类型别	政府发布敏感指标的问题数			与纽约的比值(%)		与适宜标准的比值(%)			与最优领域(类型)比值(%)		
	应发布	上海实际	比例(%)	上海	北京	上海	北京	纽约	上海	北京	纽约
育龄期保健	5	3	60.0	150.0	100.0	70.6	47.1	47.1	60.0	40.0	40.0
孕产期保健	4	4	100.0	100.0	100.0	117.6	117.6	117.6	100.0	100.0	100.0
更年期保健	1	0	0.0	—	—	0.0	0.0	0.0	0.0	0.0	0.0
妇女保健合计	10	7	70.0	116.7	100.0	82.4	70.6	70.6	80.0	80.0	60.0

表 4-11　2017 年专业机构发布健康敏感指标信息的问题占比(%)

类型别	专业机构发布敏感指标的问题数			与纽约的比值(%)		与适宜标准的比值(%)			与最优领域(类型)比值(%)		
	应发布	上海实际	比例(%)	上海	北京	上海	北京	纽约	上海	北京	纽约
育龄期保健	5	2	40.0	100.0	50.0	47.1	23.5	47.1	40.0	21.5	40.0
孕产期保健	4	2	50.0	50.0	50.0	58.8	58.8	117.6	50.0	53.8	100.0
更年期保健	1	0	0.0	—	—	0.0	0.0	0.0	0.0	0.0	0.0
妇女保健合计	10	4	40.0	66.7	50.0	47.1	35.3	70.6	49.5	40.0	60.0

表 4-12　2017 年研究机构发布健康敏感指标信息的问题数占比(%)

类型别	研究机构发布敏感指标的问题数			与纽约的比值(%)		与适宜标准的比值(%)			与最优领域(类型)比值(%)		
	应发布	上海实际	比例(%)	上海	北京	上海	北京	纽约	上海	北京	纽约
育龄期保健	5	5	100.0	166.7	133.3	117.6	94.1	70.6	100.0	80.0	60.0
孕产期保健	4	4	100.0	100.0	100.0	117.6	117.6	117.6	100.0	100.0	100.0
更年期保健	1	0	0.0	—	—	0.0	0.0	0.0	0.0	0.0	0.0
妇女保健合计	10	9	90.0	128.6	114.3	105.9	94.1	82.4	100.0	100.0	70.0

　　数据显示,上海专业机构仅发布 4 个问题(占比 40%)的健康信息,少于政府和研究机构,存在较大程度不足。一般而言,政府对妇女健康信息的识别,主要是通

过专业机构的健康信息监测,专业机构对妇女健康信息的发布呈现不足,并非对妇女健康信息的识别不足。分析可能的原因,一是专业机构均为妇幼保健中心(院),除承担产前疾病筛查等部分公共卫生职能外,更偏重于疾病的收治和诊疗,所发布的信息多为疾病诊疗相关内容;二是专业机构虽向公众提供了较多产前保健、疾病筛查等宣传指南和资料,但内容中涉及的妇女健康敏感指标较少,反映出专业机构可能存在缺乏对该地区妇女健康情况的把握或对其有所把握但未向公众公开的现象。

经初步量化,结果显示上海识别妇女健康需要的权威程度为69.9%,达到一流标准的82.2%,在本书评估的六个领域中为最优。三城市比较而言,纽约具有比较优势,上海比纽约低3.7%,而北京比纽约低了13.0%。

(2) 基本做到及时发布妇女的健康信息

如表4-13所示,针对最早发布时间的及时性而言,上海对各妇女健康问题健康相关信息发布时间在1954—1984年之间,除不孕不育的干预外,其他问题的信息发布均早于世卫组织。上海在20世纪五六十年代地方志中发布产前常规保健问题的产前检查率的敏感指标信息[①]。针对更新信息的及时性而言,上海政府2000年对4个妇女健康问题能够做到及时更新健康信息,包括婚前检查、优生优育、产前检查及产时安全。截至2017年,上海市政府已对7个妇女健康问题的健康信息做到及时更新,新增不孕不育的干预、高危筛查与管理以及产后访视。以上分析可知,上海市政府针对孕产妇健康信息发布全面,逐步提升了对妇女健康问题的重视,能够及时发布并更新妇女健康需要信息。

表4-13　上海、北京与纽约政府、专业机构、研究机构
发布妇女健康信息的最早时间(年)

领域(类型)别	政府发布健康敏感指标的最早时间			专业机构发布健康敏感指标的最早时间			研究机构发布健康敏感指标的最早时间		
	上海	北京	纽约	上海	北京	纽约	上海	北京	纽约
育龄期保健	1971	1991	1961	2000	2013	1961	1982	1991	1961
孕产期保健	1953	1992	1961	1997	2012	1961	1987	1985	1961

———————

① 上海地方志办公室.专业志—上海卫生志[EB/OL]. (2018-09-29)[2019-06-13]. http://www.shtong.gov.cn/node2/node2245/node67643/node67654/node67715/node67835/userobject1ai65140.html.

续　表

领域(类型)别	政府发布健康敏感指标的最早时间			专业机构发布健康敏感指标的最早时间			研究机构发布健康敏感指标的最早时间		
	上海	北京	纽约	上海	北京	纽约	上海	北京	纽约
更年期保健	0	0	0	0	0	0	0	0	0
妇女保健合计	**1953**	**1991**	**1961**	**1997**	**2012**	**1961**	**1982**	**1985**	**1961**

经初步量化,结果显示(表 4-15)上海识别健康需要的及时程度为 69.7%,达到一流标准的 82.0%,在本书评估的六个领域中为最优。三城市比较,纽约具有比较优势,上海比纽约低 5.6%,而北京比纽约低了 16.0%。上海政府发布妇女健康信息的最早时间可追溯到 1953 年,与世卫组织发起号召的时间相比具有一定及时性。

(3) 非意愿妊娠的识别与发布仍需加强

纽约一直较为重视妇女尤其是年轻妇女非意愿妊娠的问题,从可以找到的报告显示,纽约政府 1997 年即开始发布过早怀孕率等健康信息。尽管研究者已发现上海存在非意愿妊娠低龄化[1],未婚妇女重复流产率高[2][3]等问题亟须解决,然而目前仍未见上海政府与专业机构发布非意愿妊娠的健康信息。这表明上海非意愿妊娠等健康需要的识别仍需加强;而纽约对非意愿妊娠的问题一直较为重视,尤其重视青少年早孕问题,逐年发布相关指标信息。

(4) 妇女健康信息发布连续性有待提高

规律的信息发布是准确识别妇女健康需要的基础和保障[4]。上海在 2000 年仅针对产时安全的信息连续发布,2001 年增加了针对优生优育和产前常规保健工作问

---

① 张鹏,高尔生,楼超华.上海市未婚青少年非意愿妊娠行为分析[J].中国学校卫生,2013,34(1): 24-25.

② Cheng Y, Gno X, Li Y, et al. Repeat induced abortions and contraceptive practices among unmarried young women seeking an abortion in China[J]. International Journal of Gynecology & Obstetrics, 2004, 87(2): 199-202.

③ 程怡民,王潇滟,吕岩红,等.三城市未婚青少年重复人工流产影响因素研究[J].中华流行病学杂志,2006,27(8): 669-672.

④ 张业安.青少年体质健康促进的媒介责任: 概念、目标及机制[J].体育科学,2018(06): 14-26.

题信息的连续发布,婚前检查 2003 年开始连续发布,此后每年均连续发布相关健康信息。如表 4-14 所示,在 10 个应关注的妇女保健问题中,仅有 4 个问题上海政府做到连续发布健康信息,包括:婚前检查率、生育率、产前检查率及孕产妇死亡率等。而在纽约有 6 个妇女保健问题做到了健康信息的连续发布,比上海多了 17—19 岁少女过早怀孕率等健康指标。经初步量化(表 4-15),上海识别健康需要的连续程度为 30.0%,高于北京但比纽约低 36.8%,仅达到适宜标准的 35.3%。

表 4-14 2017 年上海、北京与纽约妇女健康信息连续发布情况

| 领域(类型)别 | 健康信息连续发布的问题数 | | | 与纽约的比值(%) | | 与最优领域(类型)的比值(%) | | |
	应发布	上海实际	占比(%)	上海	北京	上海	北京	纽约
育龄期保健	5	2	40.0	147.0	76.1	84.9	48.2	39.6
孕产期保健	4	2	50.0	44.0	36.7	64.1	58.7	100.0
更年期保健	1	0	0.0	—	—	0.0	0.0	0.0
妇女保健合计	**10**	**4**	**40.0**	**63.2**	**44.1**	**83.6**	**67.0**	**100.0**

表 4-15 2017 年上海、北京与纽约准确识别妇女健康需要的程度(%)

| 指 标 名 称 | 上海 | 与纽约的比值 | | 与适宜标准比值 | | | 与最优领域比值 | | |
		上海	北京	上海	北京	纽约	上海	北京	纽约
识别健康需要的权威程度	69.9	96.3	87.0	82.2	74.3	85.4	100.0	100.0	72.6
识别健康需要的及时程度	69.7	94.4	84.0	82.0	72.9	86.8	100.0	100.0	76.8
识别健康需要的连续程度	30.0	63.2	44.1	35.3	24.6	55.8	83.6	67.0	100.0
权威报告信息收集的系统程度	37.8	145.0	15.3	44.4	4.7	30.7	80.1	7.7	53.9
识别健康需要的可信程度	22.7	45.5	10.2	26.7	6.0	58.7	29.6	5.1	60.0
准确识别妇女健康需要的程度	**34.6**	**82.2**	**61.4**	**40.7**	**30.4**	**49.5**	**71.6**	**57.4**	**96.6**

(5)信息监测系统的利用尚未充分体现

上海政府通过监测系统收集了 6 个妇女保健问题的健康信息并据此发布了权威报告,纽约有 5 个问题,而北京仅对 2 个问题发布了由监测系统采集的健康信息。经初步量化,上海妇女健康信息收集的系统程度为 37.8%,虽优于北京和纽约,但距离一流标准仍有 55.6% 的差距。

(6) 政府与研究者发布存在一定的差异

上海识别妇女健康需要的可信程度为 22.7%,虽高于北京但仅达到纽约的 45.5%,与一流标准以及上海的最优领域分别有 73.3% 和 70.4% 的差距。评估结果显示,上海仅有孕产妇死亡率、婚前检查率及生育率等健康信息在政府发布权威报告与同一时期研究学者发布研究文献中具有一致性。可见上海识别妇女健康需要的可信程度仍需要加强。

2. 上海对妇女健康需要识别情况的量化探索

综合以上分析,可以综合量化准确识别妇女健康需要的程度。如下表所示,截至 2017 年上海准确识别妇女健康需要的程度(简称"识别程度")为 34.6%,仅达到一流标准的 40.7%,与上海最优的传染病领域有 28.4% 的差距。三地比较,上海优于北京但低于纽约,上海比纽约低 17.8%,北京比纽约低 38.6%。在育龄期保健类型中,上海的识别程度为 37.0%,在同类城市比较中具有比较优势(上海比纽约高 59.2%,北京比纽约低 5.3%);而在孕产期保健类型中,上海的识别程度为 38.1%,略高于育龄期保健,但在同类城市比较中比纽约低 35.4%。具体来看,上海识别妇女健康需要的权威程度与及时程度较好,分别为 69.9% 和 69.7%,在本书评估的五个领域中最优;而识别妇女健康需要的连续程度、系统程度和可信程度均有较大不足,分别仅为 30.0%、37.8% 与 22.7%。可见,上海对妇女健康需要具备一定的识别能力,基本做到通过权威渠道及时发布妇女健康信息,但在连续性、有效利用监测系统收集数据发布信息以及妇女健康信息发布的可信度方面仍有较大的欠缺。

表 4 - 16　2017 年上海、北京与纽约准确识别妇女
健康需要的程度(%)——分类型比较

领域(类型)别	上海	与纽约的比值		与适宜标准的比值			与最优领域(类型)的比值		
		上海	北京	上海	北京	纽约	上海	北京	纽约
育龄期保健	37.0	159.2	94.7	43.5	25.9	27.3	64.2	39.5	39.4
孕产期保健	38.1	64.6	53.7	44.8	37.2	69.3	66.1	56.8	100.0

领域(类型)别	上海	与纽约的比值		与适宜标准的比值			与最优领域(类型)的比值		
		上海	北京	上海	北京	纽约	上海	北京	纽约
更年期保健	0.0	—	—	0.0	0.0	0.0	0.0	0.0	0.0
妇女保健合计	**34.6**	**82.2**	**61.4**	**40.7**	**30.4**	**49.5**	**71.6**	**57.4**	**96.6**

3. 政府准确识别妇女健康需要对妇女保健产生积极影响

评估结果显示,在2000—2017年间上海、北京与纽约三地妇女健康需要识别准确程度逐步提升,分别由22.8%、14.5%与36.3%提升至34.6%、33.1%与42.1%,提升幅度分别为51.9%、77.9%和16.0%,提示三地政府对公众健康需要的识别的重视逐步提高。

准确识别公众需要是作出科学决策和调整服务的前提和依据,对有效把握公众需要意义重大[①]。根据卫生系统宏观模型理论,是否准确识别公众需要可影响对健康需要的把握,进而直接影响人群健康结果;同时对公众需要的准确识别还与外部环境紧密作用,带动信息的有效收集与风险的正确识别,进而会影响工作目标的设置、服务开展等是否与健康需要相匹配,最终通过要素的综合作用对健康结果产生影响[②]。

上海准确识别健康需要对妇女健康结果的作用已初显。研究显示,上海孕产妇死亡率随着识别健康需要准确程度的提升而呈现降低趋势,相关和回归分析显示出与孕产妇死亡率的显著负相关性(相关系数高于0.7),佐证了政府准确识别妇女健康需要可对健康结果产生积极影响。其他要素结果也显示,随着上海识别健康需要准确程度的提升,其在工作目标设置、服务开展等与公众需要的匹配程度方面均有改善,如目标设置敏感指标覆盖程度由70.6%上升至91.9%,功能服务匹配公众需要的程度由85.1%上升至91.9%,这佐证了政府准确识别妇女健康需要对妇女保健体系结构与过

① 荆玉霞,杜雪平,孙艳格,等.北京月坛社区妇女保健需求调查[J].中国全科医学,2010,13(03):268-270.

② Avi Yacar Ellencweig. Analyzing Health Systems:a modular approach[M]. London:Oxford University Press,1992:148.

程层面的促进作用。

表 4 - 17　上海、北京和纽约妇女保健准确识别妇女健康需要的
程度与孕产妇死亡率的相关性与回归分析结果

城　市	Spearman 等级相关系数	单因素线性回归分析		
		决定系数 R^2	回归系数	t 值
上海	−0.783**	0.430**	−53.825*	−3.048
北京	−0.414*	0.167*	−27.436*	−2.682
纽约	−0.274*	0.236	−10.157	−1.424

* $P<0.05$，** $P<0.01$。

4. 加强对妇女健康信息监测数据的共享与利用

综合以上分析可知，上海对妇女健康需要的识别在连续程度、监测系统利用程度以及可信度三方面仍有较大的欠缺。前文对信息资源的建设可以看到，上海已针对妇女保健建立较完善的监测系统。因此应首先考虑在已有监测系统的基础上，建立妇女健康数据的公开发布与共享机制，加强对妇女健康监测信息的共享与利用，满足公众对充分了解健康信息的需求，并促进妇女健康研究的进展。其次，应借鉴已成熟的孕产妇死亡监测系统，着手建立健全非意愿妊娠等妇女健康问题的监测，为政府及公众充分了解妇女健康信息奠定基础。

（二）分析上海依据健康需要科学决策情况

判断一个国家（地区）针对公众需要做出决策的科学程度，主要判断预防与控制公共卫生问题的系列目标中是否纳入各级预防的敏感指标、纳入的敏感指标是否可考核、可考核的敏感指标是否为定量指标。在政府应关注的 10 个妇女保健问题中，上海政府关注了其中 9 个（90%）并对 9 个问题均设置了定量且敏感的目标，达到一流标准，优于北京和纽约。如表 4 - 18 所示，经初步量化上海依据健康需要科学决策的程度为 91.9%，较 2000 年提升 7.9%，达到适宜标准，且优于纽约和北京。

表 4 - 18   2017 年上海、北京与纽约依据健康
需要科学决策的程度(%)

领域类型别	上　　海			与纽约比值		与适宜标准比值			与最优领域比值		
	2017	2000	提升	上海	北京	上海	北京	纽约	上海	北京	纽约
育龄期保健	100.0	80.0	25.0	125.0	62.5	117.6	58.8	94.1	100.0	50.0	80.0
孕产期保健	100.0	100.0	0.0	123.1	123.1	117.6	117.6	95.6	100.0	100.0	81.3
更年期保健	0.0	0.0	0.0	—	—	0.0	0.0	0.0	0.0	0.0	0.0
妇女保健合计	**91.9**	**85.1**	**7.9**	**123.8**	**101.0**	**108.1**	**88.2**	**87.3**	**100.0**	**75.0**	**92.0**

(三) 分析上海妇女保健工作方向动态调整情况

把握公众需要的最终目的是能够适时调整政策目标的设定和服务的提供,从而满足公众不断增长的健康服务需要[①]。通过判断政府或业务主管部门、专业机构等权威部门发布规范性统计报告后,各地制定的政策中是否有目标数量以及敏感目标数量两方面的调整,从而综合判断根据公众需要动态调整目标设置的情况。

1. 上海根据需要动态调整工作目标的现状分析

(1) 基本做到工作目标的动态调整

如表 4 - 19、表 4 - 20 所示,2000—2017 年的 18 年间,上海有 13 年根据妇女健康需要调整了工作目标,其中有 12 年调整了敏感目标;北京有 15 年调整了工作目标,有 12 年调整了敏感目标;而纽约有 7 年进行了动态调整,只有 5 年调整了敏感目标。可见,三地均能够做到根据公众需要变化适当调整目标与工作方向,对妇女健康需要的识别发挥了作用。

表 4 - 19   2000—2017 年上海、北京与纽约妇女
保健目标设置的动态调整情况

领域(类型)别	目标调整年数(年)			历年调整目标的平均问题占比(%)		
	上海	北京	纽约	上海	北京	纽约
育龄期保健	5	8	5	9.2	12.3	9.2
孕产期保健	11	14	6	21.2	30.8	17.3

---

① 杨伟华.加快覆盖城乡居民公共卫生服务体系建设的研究[J].中国医疗前沿,2008
(22):34 - 35.

续　表

领域(类型)别	目标调整年数(年)			历年调整目标的平均问题占比(%)		
	上海	北京	纽约	上海	北京	纽约
更年期保健	0	0	0	0.0	0.0	0.0
妇女保健合计	13	15	7	13.1	18.5	11.5

表 4 - 20　2000—2017 年上海、北京与纽约妇女保健敏感目标设置的动态调整情况

领域(类型)别	敏感目标调整年数(年)			调整敏感目标的平均问题占比(%)		
	上海	北京	纽约	上海	北京	纽约
育龄期保健	4	3	4	7.7	4.6	7.7
孕产期保健	11	11	5	21.2	25.0	13.5
更年期保健	0	0	0	0.0	0.0	0.0
妇女保健合计	12	12	6	12.3	12.3	9.2

(2) 工作目标的调整范围仍具有局限

如表 4 - 21 所示,在调整了目标的年份中,上海平均对 13.1% 的妇女健康问题进行了目标调整,12.3% 的妇女健康问题进行了敏感目标调整;北京平均对 18.5% 的问题进行目标调整,12.3% 的问题进行了敏感目标调整;纽约仅对 11.5% 的妇女保健问题调整了工作目标,9.2% 的问题调整了敏感目标。18 年间,三地妇女保健工作目标调整仅集中于孕产妇死亡率等少数关键指标上,仍具有一定局限性。

表 4 - 21　2000—2017 年间上海、北京与纽约妇女保健目标设置数量的调整范围比较

目标类型	有目标数量调整的妇女保健问题数			与纽约的比值(%)	
	应调整问题数	上海平均调整	比例(%)	上海	北京
目标	10	1.31	13.1	113.9	160.8
敏感目标	10	1.23	12.3	133.7	133.7

（3）育龄期保健目标的动态调整不足

比较育龄期保健与孕产期保健的差异，上海对孕产期保健目标的动态调整要优于育龄期保健。在 2000—2017 年间，上海有 12 年调整了孕产期保健的问题目标而仅 5 年调整了育龄期保健的问题目标；从问题占比看，上海历年平均调整了 21.2% 的孕产期保健目标，而仅调整了 7.7% 的育龄期保健目标。北京与纽约的情况与上海类似。可见，三地更为重视调整孕产期保健的工作目标，对育龄期保健的动态调整仍需重点加强。

2. 上海根据需要动态调整工作目标的量化比较

如表 4-22 所示，2017 年，上海妇女保健目标设置的动态调整程度为 21.3%，与纽约持平而高于北京，仅达到适宜标准的 25%。根据 2016 年政府发布的权威报告，上海在 2017 年调整了优生优育与产时安全的工作目标并增加了敏感的目标数，占应关注问题的 20%。

表 4-22 2017 年上海、北京与纽约妇女保健
目标设置的动态调整程度(%)

领域(类型)别	上海	与纽约比值		与适宜标准比值		
		上海	北京	上海	北京	纽约
育龄期保健	20.0	100.0	50.0	23.5	11.8	23.5
孕产期保健	25.0	100.0	100.0	29.4	29.4	29.4
更年期保健	0.0	—	—	0.0	0.0	0.0
妇女保健合计	**21.3**	**100.0**	**84.1**	**25.0**	**21.1**	**25.0**

3. 加强妇女健康信息报告问题覆盖是完善重点

综上可知，上海基本能够做到连续的根据权威报告发布的妇女健康信息调整工作目标，但调整的范围较窄，仅针对生育率、孕产妇死亡率等几个问题的指标进行了调整，对妇女保健整体的目标调整，尤其是育龄期保健目标还有待完善。

第一，政府应加强对权威的妇女健康报告的连续发布，并在报告中全面发布妇女的健康信息，尤其是将不孕不育率、非意愿妊娠率等敏感指标纳入发布，为政府妇女保健目标的动态调整奠定基础；第二，应在健全妇女健康信息发布的基础上，进一步加强对健康信息的分析与研究，根据妇女健康需要的变化按年度及

时调整工作目标和方向,充分发挥政府在妇女保健体系中的领导作用。

(四)上海把握妇女健康需要整体情况分析

1. 把握妇女健康需要整体水平的综合量化

综合以上几方面评估,可以初步量化三地把握妇女健康需要的水平。结果显示(见表 4 - 23),截至 2017 年,上海妇女保健把握妇女健康需要的总体程度(简称"把握程度")为 48.7%,达到上海最优领域的 98.3%,距离适宜标准仍有42.7%的差距。与同类城市比较,上海具有一定比较优势,上海略优于纽约2.9%,北京比纽约低 14.1%。上海在对妇女健康需要的识别上较纽约仍有不足,而依据健康需要科学发布健康目标这一点优于纽约。比较孕产期与育龄期保健,上海孕产期保健的把握程度为 55.3%,为上海市的最优问题类型;育龄期保健的把握程度为 48.9%,比孕产期保健低 11.6%。从准确识别、科学决策以及动态调整三个定位看,上海妇女保健在依据需要进行科学决策方面做得较好,已达到适宜标准,而在准确识别健康需要并进行动态调整方面仍有不足,分别仅为适宜标准的 40.7%和 25.0%。

以上结果表明,上海已能够初步把握具体的妇女健康需要,并逐步重视对妇女健康信息的发布,尤其是对孕产妇死亡、生育率重要的妇女健康指标信息做到及时持续的监测与发布,并根据妇女健康需要的变化动态调整妇女保健工作的策略与方向。但对如非意愿妊娠、不孕不育等妇女的健康需要的识别仍存在不足,监测系统建设并未健全,也无法相应地动态调整工作方向,是上海对妇女健康需要把握的主要不足。

表 4 - 23　2017 年上海、北京与纽约把握妇女
健康需要的总体程度(%)

领域(类型)别	上海	与纽约的比值		与适宜标准的比值			与最优领域(类型)的比值		
		上海	北京	上海	北京	纽约	上海	北京	纽约
育龄期保健	48.9	117.5	70.0	57.5	34.3	49.0	88.4	38.1	66.0
孕产期保健	55.3	96.7	92.6	65.1	62.4	67.3	100.0	69.3	90.8
更年期保健	0.0	—	—	0.0	0.0	0.0	0.0	0.0	0.0
妇女保健合计	**48.7**	**102.9**	**85.9**	**57.3**	**47.8**	**55.7**	**98.3**	**66.0**	**94.7**

表 4-24　2017 年上海、北京和纽约妇女保健把握妇女
健康需要的总体程度(%)——按定位比较

领域类型别	上　海			与纽约比值		与适宜标准比值			与最优领域比值		
	2017	2000	提升	上海	北京	上海	北京	纽约	上海	北京	纽约
健康需要准确识别程度	34.6	22.8	51.9	82.2	61.4	40.7	30.4	49.5	71.6	57.4	96.6
依据需要科学决策程度	91.9	85.1	7.9	123.8	101.0	108.1	88.2	87.3	100.0	75.0	92.0
依据需要动态调整程度	21.3	0.0	21.3	100.0	84.1	25.0	21.1	25.0	53.6	42.8	61.7
妇女保健功能服务健全程度	**48.7**	**30.4**	**60.0**	**102.9**	**85.9**	**57.3**	**47.8**	**55.7**	**98.3**	**66.0**	**94.7**

2. 把握妇女健康需要水平评估可行性分析

由前文分析可知,本节评估结果反映了上海、北京与纽约三地把握妇女健康需要水平的差异,看到了上海的优势与不足;评估结果经初步量化,三地的差异与评估结果具有一致性,提示对三地把握妇女健康需要水平的评估具备可比性。经相关分析、回归分析,准确识别妇女健康需要,依据需要动态调整目标等方面的量化结果以及综合量化结果与孕产妇死亡率,均显示了较好的相关性,提示评估结果具备有效性。

三、上海把控妇女健康风险因素的能力

(一) 上海妇女健康风险因素把控的现状分析

1. 上海率先建立妊娠风险监测评估体系

为应对高危产妇在怀孕期间的死亡风险,上海建立了较为健全的妊娠风险评估与分类管理体系。在社区服务层级进行妊娠风险的初筛,督促风险特征可疑阳性者去上级医院及时就诊;各级医疗机构根据《妊娠风险预警评估分类表》进行首次妊娠预警风险评估分类,对确诊为"重点孕妇"的进行风险分类管理。如评估为"红色标识"的孕妇,标识疾病严重,继续妊娠可能危及孕

妇生命,原则上应在三级综合性医疗机构诊治,病情危重者需及时转本市危重孕产妇会诊抢救中心救治。上海在我国率先建立的妊娠风险监测评估分类管理体系,体现上海在我国孕产妇保健管理方面的领先性,发挥了标杆作用。

2. 重视对妇女健康风险本底状况的识别

上海市自 2007 年建立完整的妇幼保健信息系统后,卫生主管部门以《年度卫生数据》和《年度计生数据》等形式、政府以《上海年鉴》等形式逐年发布孕产妇死亡率、出生缺陷率、婚前检查率等健康指标,共覆盖了 50% 应关注的妇女健康问题。北京在每年的《年度卫生统计简编》《年度卫生统计公报》中发布妇女健康本底状况相关信息。纽约市从 1961 年起发布《年度生命统计》,涉及孕产妇死亡、过早怀孕率等健康信息,对妇女健康风险本底状况的识别较好。可见,上海、北京、纽约三地均重视监测系统识别妇女健康问题本底状况。

表 4 - 25   上海、北京与纽约妇女保健已发布识别问题
本底状况的报告的问题占比(%)

类型别	已发布识别问题本底状况的报告的问题数			与纽约的比值(%)		与适宜标准的比值(%)			与最优领域(类型)比值(%)		
	应发布	上海实际	比例(%)	上海	北京	上海	北京	纽约	上海	北京	纽约
育龄期保健	5	2.0	40.0	66.7	100.0	47.1	70.6	70.6	40.0	60.0	60.0
孕产期保健	4	3.0	75.0	75.0	100.0	88.2	117.6	117.6	75.0	100.0	100.0
更年期保健	1	0.0	0.0	—	0.0	0.0	0.0	0.0	0.0	0.0	0.0
妇女保健合计	**10**	**5.0**	**50.0**	**71.4**	**100.0**	**58.8**	**82.4**	**82.4**	**62.5**	**87.5**	**87.5**

3. 预测预警妇女健康风险能力依然薄弱

在妇女保健领域的 10 个主要问题中,上海仅对优生优育问题发布了人口出生相关的预测预警报告,北京与上海一致,而纽约则针对优生优育、青少年早孕、产妇并发症、产时出血、产后出血等发展趋势发布研究文献。综合来看,上海、北京和纽约对妇女健康风险预测的问题覆盖范围分别为 10.0%、10.0% 和 50.0%。提示上海、北京距离一流水平尚有很大差距。

表 4 - 26 上海、北京和纽约三地妇女保健已发布预测
预警问题信息报告的问题占比(%)

类型别	已发布预测预警问题信息报告的问题数			与纽约的比值(%)		与适宜标准的比值(%)			与最优领域(类型)比值(%)		
	应发布	上海实际	比例(%)	上海	北京	上海	北京	纽约	上海	北京	纽约
育龄期保健	5.0	1.0	20.0	50.0	50.0	23.5	23.5	47.1	20.0	20.0	40.0
孕产期保健	4.0	0.0	0.0	0.0	0.0	0.0	0.0	88.2	0.0	0.0	75.0
更年期保健	1.0	0.0	0.0	—	—	0.0	0.0	0.0	0.0	0.0	0.0
妇女保健合计	**10.0**	**1.0**	**10.0**	**20.0**	**20.0**	**11.8**	**11.8**	**58.8**	**12.5**	**12.5**	**62.5**

4. 干预政策效果评估机制有待建立完善

风险管理理论认为,风险的管理是动态变化的,上一年度的干预措施很可能不再适用于下一年度的干预控制,因而即使风险没有太大变动,也是要进行评估和检查的,因此风险干预是否到位,是否为后续工作的最佳指导,需要定期进行科学的评估[①]。目前,上海仅对婚前检查、产前检查与产时安全三个问题发布了干预效果评估的相关报告和文献,占比 30%,低于纽约和北京,仅达到适宜标准的 35.3%。由此可知,上海对于妇女全周期健康风险的干预效果评估的机制并未建立,评估状态不稳定,监测系统的数据收集和整理并未很好地支撑妇女健康问题的干预效果评估。

表 4 - 27 上海、北京与纽约三地已发布对问题干预措施
效果进行评估的信息或报告的问题占比(%)

类型别	已发布对问题干预措施效果进行评估的信息或报告的问题数			与纽约的比值(%)		与适宜标准的比值(%)			与最优领域(类型)比值(%)		
	应发布	上海实际	比例(%)	上海	北京	上海	北京	纽约	上海	北京	纽约
育龄期保健	5.0	1.0	20.0	33.3	66.7	23.5	47.1	70.6	20.0	40.0	60.0
孕产期保健	4.0	2.0	50.0	50.0	75.0	58.8	88.2	117.6	50.0	75.0	100.0
更年期保健	1.0	0.0	0.0	—	—	0.0	0.0	0.0	0.0	0.0	0.0
妇女保健合计	**10.0**	**3.0**	**30.0**	**42.9**	**71.4**	**35.3**	**58.8**	**82.4**	**30.0**	**62.5**	**87.5**

---

① 刘燕.风险管理及其模型[M].郑州:郑州大学出版社,2015:30.

（二）上海妇女健康风险因素把控的量化探索

截至 2017 年，上海对妇女健康风险相关因素的把控程度仅为 4.2%，与一流标准差距有 95.1% 的差距，仅达到最优的 22.3%。其中育龄期与孕产期保健的健康风险相关因素的把控程度分别为 4.3% 和 4.7%，孕产期保健略优于育龄期保健。如表 4 - 28 所示，在应关注的 10 个妇女保健问题中，上海针对其中 5 个问题发布了识别问题本底状况的报告（占比 50%），仅针对 1 个问题发布预测预警的信息报告（占比 10%），对 5 个问题发布报告提出了相应的干预措施（占比 50%），但只针对 3 个问题发布报告进行了干预措施的效果评估（占比 30%）。综上可知，上海已开展妇女健康风险的相关监测工作，但对利用监测信息进行预警、干预、评估等后续工作仍有较大空白。

表 4 - 28　2017 年上海、北京与纽约三地妇女保健
领域把握妇女健康风险因素的能力（%）

指　标　别	上　海			与纽约比值		与适宜标准比值			与最优领域比值		
	2017	2000	提升	上海	北京	上海	北京	纽约	上海	北京	纽约
识别妇女保健问题本底状况的能力	78.8	0.0	—	149.0	252.7	92.7	82.4	82.4	23.7	31.9	66.8
预测预警妇女保健问题的能力	0.1	0.0	—	30.8	30.8	0.1	0.1	0.2	0.9	2.0	7.2
提出妇女保健问题干预措施的能力	3.1	0.0	—	185.3	452.9	3.7	9.0	2.0	12.0	21.4	40.1
干预措施进行效果评估的能力	0.7	0.0	—	59.7	173.6	0.9	2.5	1.4	18.1	99.8	54.6
把握妇女健康风险因素的能力	**4.2**	**0.0**	**—**	**145.0**	**272.9**	**4.9**	**9.2**	**3.4**	**22.3**	**35.5**	**68.3**

表 4 - 29　2017 年上海、北京与纽约三地妇女保健领域把握妇女
健康风险因素的能力（%）——问题类别比较

类　型　别	上海	与纽约的比值		与适宜标准的比值			与最优领域（类型）比值		
		上海	北京	上海	北京	纽约	上海	北京	纽约
育龄期保健	4.3	159.5	192.2	5.1	6.1	3.2	14.9	16.5	45.2
孕产期保健	4.7	138.3	310.5	5.5	12.3	4.0	16.1	33.3	56.4

续 表

类 型 别	上海	与纽约的比值		与适宜标准的比值			与最优领域(类型)比值		
		上海	北京	上海	北京	纽约	上海	北京	纽约
更年期保健	0.0	—	—	0.0	0.0	0.0	0.0	0.0	0.0
妇女保健合计	**4.2**	**145.0**	**272.9**	**4.9**	**9.2**	**3.4**	**22.3**	**35.5**	**68.3**

(三) 把控妇女健康风险因素改善了妇女保健工作效果

根据卫生系统宏观模型,信息系统位于资源模块,但通过对位于外部子模的环境因素实时监控,发挥综合把握风险的能力,能降低风险爆发的概率,促进健康结果的优化;同时能引导公众理性认识风险,通过行为改变等措施,降低风险的危害等级,帮助政府准确把握公众需求,合理设置目标,促进组织、资源配置和管理机制的优化,进而提升服务水平,最终提升妇女健康水平[①]。上海、北京和纽约对妇女健康风险因素把握能力的提升正在改变着三地妇女保健工作的效果。以上海为例,随着上海把控妇女健康风险因素能力的提升,孕产妇死亡率也呈明显的下降趋势,二者呈现明显的负相关性(相关系数-0.756,$P<0.01$)。这佐证了对健康风险的把控对妇女健康结果产生的积极影响。此外,妇女保健体系的其他要素也随着上海对健康风险把控程度的提升而改善,如准确识别妇女健康需要的程度由27.7%提升至34.6%,组织体系的完善程度由54.1%提升至64.6%,管理机制的健全程度由20.8%提升至33.4%,财力资源的适宜性由31.6%提升至69.4%。

表 4-30 上海、北京和纽约把控妇女健康风险因素能力与
孕产妇死亡率的相关性与回归分析结果

城 市	Spearman 等级相关系数	单因素线性回归分析		
		决定系数 R^2	回归系数	t 值
上海	-0.756**	0.485**	-129.461**	-3.879
北京	-0.528*	0.124	-48.442	-1.505
纽约	-0.317*	0.116	-310.235	-0.836

* $P<0.05$,** $P<0.01$。

---

① Avi Yacar Ellencweig. Analyzing Health Systems: a modular approach[M]. London: Oxford University Press,1992:32.

（四）扩大风险监测范围，健全预警干预评估机制

首先，应在已有信息监测系统的基础上，扩大风险监测范围，尤其是将非意愿妊娠等妇女保健问题纳入风险监测工作中，更广泛地获得监测信息。其次，更加注重各类信息的快速分析和实时利用，基于信息监测来精准研判妇女健康的风险因素，及时对妇女健康风险因素的变化及趋势进行预测预警，基于此开展相应的干预工作，并对干预工作的效果进行实时评估，从而建立和完善具有监测、预警和防控健康风险因素的完整体系。

四、本章小结

（一）上海妇女保健功能服务健全情况

上海妇女保健服务基本覆盖全面，且通过较完善的考核评估机制保证了服务的质和量，但服务的公平性仍有不足，下一步重点是确保流动人口等重点人群能够享有服务。初步量化，上海妇女保健功能服务的健全程度达到76.6%，比纽约高23.3%，比北京高7.0%，达到适宜标准的90.1%。

（二）上海把握具体妇女健康需要的水平

上海已能够初步把握具体的妇女健康需要，并逐步重视对妇女健康信息的发布，尤其是对孕产妇死亡、生育率重要的妇女健康指标信息做到及时持续的监测与发布，并根据妇女健康需要的变化动态调整妇女保健工作的策略与方向。但对如非意愿妊娠、不孕不育等妇女的健康需要的识别仍存在不足，监测系统建设并未健全，相应的也无法动态调整工作方向，是上海对妇女健康需要把握的主要不足。初步量化，上海妇女保健把握妇女健康需要的总体程度为48.7%，达到上海最优领域的98.3%，距离适宜标准仍有42.7%的差距。与同类城市比较，上海具有一定比较优势，上海略优于纽约2.9%，北京比纽约低14.1%。

（三）上海把控妇女健康风险因素的能力

在应关注的10个妇女保健问题中，上海针对其中5个问题发布了识别问题

本底状况的报告(占比 50%),仅针对 1 个问题发布预测预警的信息报告(占比 10%),对 5 个问题发布报告提出了相应的干预措施(占比 50%),但只针对 3 个问题发布报告进行了干预措施的效果评估(占比 30%)。综上可知,上海已开展妇女健康风险的相关监测工作,但对利用监测信息进行预警、干预、评估等后续工作仍有较大空白。初步量化,上海对妇女健康风险相关因素的把控程度仅为 4.2%,与适宜标准差距有 95.1%的差距,仅达到最优的 22.3%。

第五章

上海妇女保健体系的目标结果评估

　　工作的开展往往是周期性的，从目标到结果再到新的目标。"目标"既是工作的开始，也反映了上一周期工作的"结果"。因此，本章将目标与结果放到一起进行评估，以反映上海妇女保健体系在"结果"层面的状况。本章主要从体系对妇女健康需要的关注程度、妇女保健体系的健康结果、研究者对体系运行状况的评价，以及体系整体适宜程度四个方面进行介绍。

一、从目标设置分析妇女健康需要的关注程度

　　健康需要指人们面临的健康问题，是实际健康状况与理想健康水平之间的差距[①]，可转化为对卫生服务的实际需求；从人群的角度，妇女的健康需要即一个地区妇女群众共同面临的一系列公共健康问题的总和[②]。政府关注妇女的健康需要，是政府正确应对妇女健康问题，继而发挥妇女保健体系作用的基础。受环境与资源等条件的制约，政府对公众健康问题的关注可能会有所侧重：对妇女健康问题关注程度高，可以反映政府的重视与解决问题的决心；关注程度低则反映政府对妇女健康问题的重视程度不足，随之妇女保健的效果则可能会打折扣。

　　政府妇女保健目标设置的情况能够反映政府对妇女健康的关注程度。首先，政府是否针对妇女健康问题设置了直接反映健康结果或体系运行结果的

[①] Kalimo J. C. Mortality Statistical Notes for Health Planners[M]. Washington D.C.: National Centre for Health Statistics, Department of Health and Human Services, 1977: 14.

[②] Ellencweig A. Y. Analysing Health Systems: a Modular Approach[M]. New York: Oxford University Press, 1992: 45.

敏感指标,能够反映政府是否决心解决妇女健康问题,是政府关注妇女健康的最根本体现。其次,政府是否针对妇女健康问题设置了定量可考核的目标,能够反映政府对妇女健康需要的质和量的水平有无清晰的认识。最后,政府是否围绕目标明确演化各方的职责分工,能够反映政府所设立目标有无实现的保障。本章从妇女保健目标设置的定量与敏感情况以及职责分工的明确情况三方面重点评估了上海、北京与纽约三地政府对妇女健康问题的关注程度,具体结论如下。

(一) 妇女健康需要的关注情况的现状分析

1. 基本做到以妇女健康需要为导向设置目标

上海、北京与纽约三地对已关注的妇女健康问题均设置了能够直接反映健康结果或体系运行结果的敏感指标(表5-1)。其中,上海对妇女健康问题的敏感目标设置较早,2000年上海妇保设置的健康敏感目标的问题占比即达到80%,仅未包含"非意愿妊娠和意外怀孕"的相关目标;2001年上海市出台《关于印发上海市人人享有优质生殖保健服务目标第一阶段工作规划的通知》,该文件针对非意愿妊娠和意外怀孕设置了敏感的目标。

表5-1 妇女保健领域设置了敏感目标的问题占比(%)

类型别	设置敏感目标的问题数			与纽约的比值(%)		与适宜标准的比值(%)			与最优领域(类型)比值(%)		
	应提及	上海实际	比例(%)	上海	北京	上海	北京	纽约	上海	北京	纽约
育龄期保健	5	5.0	100.0	125.0	100.0	117.6	94.1	94.1	100.0	80.0	80.0
孕产期保健	4	4.0	100.0	100.0	100.0	117.6	117.6	117.6	100.0	100.0	100.0
更年期保健	1	0.0	0.0	—	—	0.0	0.0	0.0	0.0	0.0	0.0
妇女保健合计	**10**	**9.0**	**90.0**	**112.5**	**100.0**	**105.9**	**94.1**	**94.1**	**90.0**	**80.0**	**80.0**

2. 妇女保健目标设置科学合理

如表5-2所示,在政府应关注的10个妇女保健问题中,上海政府关注了其中9个(90%),并对9个问题均设置了定量且敏感的目标,达到一流标准,优于北京和纽约。如2001年发布的《上海市人人享有优质生殖保健服务目标第一阶段工作规划(2001—2003 年)》中针对优生优育、不安全的人工流产及孕产期保健等问题提出"人工流产率控制在 5% 以下""孕产妇死亡率控制在 20/10 万以下""节育手术并发症发生率控制在 3/万以下""出生缺陷发生率控制在 9‰ 以下"等定量敏感的妇女保健指标。在 2008 年《上海市人口与计划生育发展第十个五年计划纲要》中针对非意愿妊娠问题,提出"降低意外妊娠发生率"的定量敏感目标。而北京虽关注了非意愿妊娠的妇女健康问题,提出"减少非意愿妊娠"的敏感目标,但未提出相应定量目标。

表 5-2　妇女保健领域设置了敏感且定量目标的问题占比(%)

类型别	设置敏感且定量目标的问题数			与纽约的比值(%)		与适宜标准的比值(%)			与最优领域(类型)比值(%)		
	应提及	上海实际	比例(%)	上海	北京	上海	北京	纽约	上海	北京	纽约
育龄期保健	5	5.0	100.0	125.0	50.0	117.6	47.1	94.1	100.0	40.0	80.0
孕产期保健	4	4.0	100.0	133.3	133.3	117.6	117.6	88.2	100.0	100.0	75.0
更年期保健	1	0.0	0.0	—	—	0.0	0.0	0.0	0.0	0.0	0.0
妇女保健合计	10	9.0	90.0	128.6	85.7	105.9	70.6	82.4	100.0	60.0	70.0

3. 目标职责分工仍有待加强

本章体系结构维度评估—组织体系评估部分详细分析了部门职责的明确程度,根据评估的量化结果,上海部门职责明确程度仅为 28.0%,低于纽约而略高于北京,距离一流标准仍有较大差距。仅有提供妇女保健服务的业务部门的职责能够做到清晰可考核,而支撑部门尤其是为妇女保健提供人力、财力等支撑的关键支撑部门的职责不清晰不可考核是职责分工不明确的主要因素,提示上海妇女保健体系目标的达成恐会受到环境、资源等因素的制约。

(二)妇女健康需要的关注情况的量化探索

综合以上分析可以初步量化妇女健康需要的关注程度。结果显示(表5-3),2017 年上海对妇女健康需要的关注程度为 56.2%,在上海的公共卫生领域中为最优,但距离一流标准仍有 33.9% 的差距。与同类城市比较上海具备比较优势,上海比纽约高 7.5%,北京比纽约低 10.9%。从问题类型看,上海对育龄期保健的关注程度为 53.0%,对孕产期保健的关注程度为 65.9%,三地政府均对孕产期保健给予了更多的关注。

表 5 - 3　2007 年上海、北京与纽约关注公众需要的程度(%)

类 型 别	上海	与纽约的比值		与适宜标准的比值			与最优领域(类型)的比值		
		上海	北京	上海	北京	纽约	上海	北京	纽约
育龄期保健	53.0	108.3	60.2	62.4	34.7	57.6	76.9	43.3	63.7
孕产期保健	65.9	107.1	102.5	77.5	74.2	72.4	95.5	92.6	80.0
更年期保健	0.0	—	—	0.0	0.0	0.0	0.0	0.0	0.0
妇女保健合计	**56.2**	**107.5**	**89.1**	**66.1**	**54.8**	**61.5**	**100.0**	**68.4**	**87.9**

(三) 政府对妇女健康的关注引导妇女保健体系良性运行

政府关注公众健康需要,是政府正确把握公众健康需求,继而发挥公共卫生体系作用的基础,能够引导妇女保健体系的有效运行。就妇女保健领域而言,2000 年至 2017 年间,上海、北京与纽约高度关注妇女健康需求,三地妇女保健关注公众需要程度均呈上升趋势:上海市由 42.9% 增加至 56.2%,北京市由 31.5% 升高至 46.6%,纽约由 38.8% 提升至 52.3%。随着政府增加对妇女保健问题的关注,三地孕产妇死亡率随之呈下降趋势,在上海与北京二者之间呈显著的负相关关系(相关系数分别为 -0.736、-0.505,$P < 0.05$),这佐证了政府关注妇女健康需要对公卫体系运行具备引导作用。

政府依据公众健康需要设置目标可以聚集相关方协调统一并确定共同努力的方向,决定着功能设置和服务提供,各子体系则常通过设置方向性指标来反映,并与体系运行的系统结果和健康结果相挂钩。随着政府对公众健康需求关注程度增加,其对公共卫生体系内的组织架构、资源配置、管理运行等要素的引导作用越显著,从而对改善健康结果起到更加显著的促进作用。本书对其他要素的评估结果可以佐证这一观点,以上海为例,2000 年至 2017 年上海市功能服务健全程度由 64.3% 升高至 76.6%。

表 5 - 4 上海、北京和纽约关注公众需要的程度与
孕产妇死亡率的相关性与回归分析结果

城　市	Spearman 等级相关系数	单因素线性回归分析		
		决定系数 R^2	回归系数	t 值
上海	−0.737**	0.354**	−58.220*	−3.075
北京	−0.505*	0.372*	−42.275*	−2.663
纽约	−0.379*	0.276	−24.002	−1.424

*$P<0.05$,**$P<0.01$。

(四) 加强政府关注妇女健康需要的战略重点

综上分析可知,上海政府对妇女保健康问题的目标设置情况较好,能够较好匹配妇女健康需要并做到科学合理。但目标的设置只是政府关注的开始,政府的重视能否转化为妇女健康结果的提升,目标能否实现还有赖于相关各方职责的落实。目前,随着《上海市妇女健康服务能力建设专项规划(2016—2020 年)》《"健康上海 2030"规划纲要》等规划的发布,上海已形成"健康优先"的氛围。在此基础上,在文件中明确各方职责,建立以妇女健康结果为导向的评估机制,是发挥政府关注的引导作用,促进目标实现的重点方向。

二、从孕产妇死亡率分析妇女保健体系的健康结果

孕产妇死亡率是国际上公认的能够直接反映妇女健康的敏感指标,受到国际社会的高度重视。联合国发布的千年发展目标与可持续发展目标均将孕产妇死亡率作为重要的健康指标。因此,本书将孕产妇死亡率作为反映妇女保健体系运行结果的关键敏感指标,通过分析上海、北京与纽约三地孕产妇死亡率的现状及变化趋势反映各自妇女保健体系运行的实际效果。

(一) 上海孕产妇死亡率逐步降低,已达发达国家水平

如表 5 - 5 所示,上海孕产妇死亡率逐步降低,尤其是 2007 年后降低明显。

至 2017 年,上海地区孕产妇死亡率已低至 $3.0/10^5$,低于北京($5.7/10^5$)和纽约($15.0/10^5$),目前已处于发达国家水平。以 2015 年世界各国的孕产妇死亡率作为参照,上海孕产妇死亡率的百分位数排名进入前 2%;与东京、新加坡、纽约、伦敦等其他七个国际城市相比,上海的孕产妇死亡率指标排在第 2 位,北京第 5 位,而纽约排名靠后。

表 5 - 5　2000—2017 年上海、北京与纽约孕产妇死亡率变化情况

| 时间(年) | 孕产妇死亡率(1/10 万) | | | | |
| | 上　海 | | 北　京 | | 纽约 |
	户籍人口	常住人口	户籍人口	常住人口	
2000	9.6	—	9.7	—	23.9
2001	9	—	11.7	—	33.1
2002	10	—	15.1	—	25.2
2003	12	—	15.6	—	17.7
2004	10.8	—	15.2	—	22.6
2005	1.4	—	15.9	—	17.1
2006	8.3	—	7.9	—	23.1
2007	6.7	12.7	16.7	—	24.8
2008	6.9	12.2	18.5	—	30.5
2009	7.1	9.6	14.6	—	24.5
2010	5.3	9.6	12.1	—	24
2011	1	7.4	9.1	—	24.4
2012	4.3	7.1	6.1	—	18.7
2013	7.7	7.1	9.5	9.2	20.8
2014	3.4	6.7	7.2	7.6	18.8
2015	4.2	6.7	8.7	7.2	28.8
2016	2.5	5.6	10.8	8.3	15
2017	1.0	3.0	8.2	5.7	—

注:北京和上海 2000—2017 年户籍、常住人口孕产妇死亡率数据主要来自北京市卫生计生事业发展统计公报和上海市卫生计生数据;纽约孕产妇死亡率数据来自纽约市生命统计公报。

(二)上海重视孕产妇死亡数据收集,具备较好可信度

上海孕产妇死亡率数据具有较高的可信度。自 2006 年始,上海提升了对母

婴安全的重视,尤其加强了对危重孕产妇抢救及孕产妇死亡评审的管理,为保障孕产妇死亡数据的真实,上海对孕产妇死亡报告进行严格的质量控制。第一,上海建立危重孕产妇抢救报告制度,确保孕产妇的及时救治;第二,上海要求卫生行政部门分管责任人到现场参与危重孕产妇抢救,加强过程监管;第三,设立孕产妇抢救绿色通道,保证血液等资源的优先供给;第四,执行严格的死亡评审制度,定期组织领域内权威专家对孕产妇死亡进行评审;第五,采取有效的质量控制手段,定期对妇幼保健系统的孕产妇死亡报告、疾控中心死因报告及公安系统死亡记录进行三方比对,极大程度杜绝了漏报与瞒报现象。

表 5 - 6　2015 年上海、北京与纽约孕产妇死亡率国际排名

城　市　别	孕产妇死亡率	
	指标值(1/10 万)	百分位数排名
上海(区域)	3.01	1.6
北京(户籍)	8.69	15.9
纽约	31	39.5

注:百分位数排名基于 WHO 中提供的世界各国孕产妇死亡率和婴儿死亡率从低到高排序获得。

表 5 - 7　上海孕产妇死亡率与其他同类型一流城市比较

城市别	孕产妇死亡率(1/10 万)	排序
上　海	**3.01**	**2**
东　京	2.60	1
新加坡	5.00	3
巴　黎	6.80	4
北　京	8.69	5
伦　敦	12.00	6
洛杉矶	16.90	7
纽　约	31.00	8

三、从研究者视角分析上海妇女保健体系运行效果

(一) 上海妇女保健受到研究者的普遍认可

已发表的研究文献往往具有较高的可信度,穷尽研究文献对上海妇女保健

体系工作效果的描述及评估,可以分析研究者对上海妇女保健工作效果的认可程度,能够较为全面地反映上海妇女保健体系的运行效果。基于文献研究途径测算预防控制效果的分析结果显示:针对妇女保健工作,有 33.3％的研究者认为上海的工作效果显著,如有研究称"'重点孕妇管理项目'的有效管理,危重孕产妇发生率明显下降"①,"全覆盖孕产妇系统保健管理,对提高孕产期保健服务的公平性和可及性起到了极大的作用"②;25％认为效果明显,25％认为有一定效果,仅 16.7％的研究者认为效果不明显,如有文献称"和发达国家比筛查覆盖率较低,早孕筛查比例也不高"③。据此推算上海妇女保健工作效果的适宜程度为 75.0％,达到适宜标准的 88.2％,上海妇女保健工作受到研究者的普遍认可。

表 5‐8　2000—2017 年上海、北京与纽约研究者对
妇女保健效果程度的评估变化情况(％)

时间(年)	研究者对妇女保健效果程度的评估(％)		
	上海	北京	纽约
2000	47.9	30.0	25.0
2001	48.4	36.0	25.0
2002	48.9	37.1	25.0
2003	60.0	31.4	20.0
2004	55.0	30.0	6.7
2005	50.0	30.0	6.7
2006	50.0	26.0	6.7
2007	53.3	26.7	10.0
2008	46.7	20.0	30.0
2009	44.0	22.0	40.0
2010	49.1	22.2	30.0
2011	52.0	34.0	30.0

① 王海琪,毛红芳.上海市嘉定区 61 例危重孕产妇情况分析[J].中国妇幼保健,2013,28(16):2548‐2550.

② 李桂华,许海红.宝山区《全覆盖孕产妇系统保健管理》实施效果分析[J].中国医药导报,2013,10(10):164‐166.

③ 黄勤瑾,梁霁,杨慧琳,等.上海市浦东新区孕妇参加唐氏综合征产前筛查服务的影响因素[J].中国妇幼保健,2012,27(32):5116‐5119.

续　表

时间(年)	研究者对妇女保健效果程度的评估(%)		
	上海	北京	纽约
2012	55.4	34.0	30.0
2013	65.7	40.0	33.3
2014	65.3	53.3	33.3
2015	70.8	53.3	33.3
2016	76.0	56.0	33.3
2017	75.0	60.0	50.0

（二）研究者评估与妇女健康结果具备一致性

从图 5-1 可以看出，基于研究者评估的妇女保健工作效果适宜程度与孕产妇死亡率的变化趋势一定程度上呈现相反的走势。相关性分析显示，二者在上海和北京存在显著的负相关性（$R_{上海} = -0.414, P < 0.05; R_{北京} = -0.556, P < 0.01$）。这一结果提示京沪两地的孕产妇死亡率指标值基本可信，即孕产妇死亡率呈下降趋势、妇女保健工作取得成效已被认可、感知和证实。

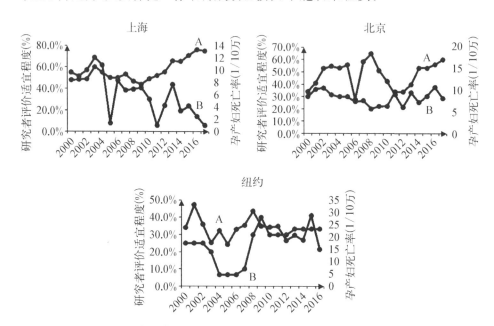

图 5-1　2000—2017 年上海、北京与纽约研究者评估（A）与孕产妇死亡率（B）趋势变化图

表 5 - 9　2000—2017 年上海、北京与纽约妇女保健效果
研究者评估与孕产妇死亡率的相关性分析

指 标 名 称	与孕产妇死亡率的 Pearson 相关分析					
	上　海		北　京		纽　约	
	R	p-value	R	p-value	R	p-value
妇女保健效果研究者评估	−0.414	0.044	−0.556	0.004	−0.111	0.168

四、上海妇女保健体系的整体适宜程度

综合前文对上海妇女保健体系 8 个要素的具体分析，可以初步量化得到上海妇女保健体系建设的整体适宜程度。如表 5 - 10 所示，至 2017 年上海妇女保健体系整体适宜程度（下称"整体适宜程度"）为 51.6%，高于纽约与北京，达到上海最优公共健康领域（突发应急领域）的 90.2%，距离适宜标准还有 39.3% 的差距。

表 5 - 10　2017 年上海、北京与纽约妇女
保健体系整体适宜程度(%)

指 标 名 称	上　海			与纽约比值		与适宜标准比值			与最优领域比值		
	2017	2000	提升幅度	上海	北京	上海	北京	纽约	上海	北京	纽约
政府对妇女健康问题的关注范围	90.0	80.0	12.5	112.5	112.5	105.9	94.1	94.1	90.0	80.0	80.0
社会环境对妇女保健体系的支撑程度	47.1	27.1	123.0	80.3	89.9	55.4	62.0	69.0	92.2	91.3	94.5
资源配置的适宜程度	49.3	19.6	151.4	104.8	80.7	58.0	44.7	55.3	94.7	65.2	86.5
组织体系的完善程度	64.6	41.1	57.3	127.8	100.2	76.0	59.6	59.5	85.6	76.5	79.8
管理运行的完善程度	58.0	30.5	90.2	135.3	107.7	68.2	54.3	50.4	93.0	81.5	74.8
功能服务的健全程度	76.6	64.3	19.2	123.3	115.2	90.1	84.2	73.1	95.0	81.8	91.1
政府关注妇女健康需要的程度	56.2	42.8	31.3	107.5	89.1	66.1	54.8	61.5	100.0	68.4	87.9

指 标 名 称	上 海			与纽约比值		与适宜标准比值			与最优领域比值		
	2017	2000	提升幅度	上海	北京	上海	北京	纽约	上海	北京	纽约
政府把握妇女健康需要的程度	48.7	30.4	60.0	102.9	85.9	57.3	47.8	55.7	98.3	66.0	94.7
把控妇女健康风险因素的程度	4.2	0.0	4.2	145.0	272.9	4.9	9.2	3.4	22.3	35.5	68.3
综合：妇女保健体系整体适宜程度	**51.6**	**31.7**	**62.8**	**112.9**	**96.9**	**60.7**	**52.1**	**53.8**	**90.2**	**82.3**	**86.8**

具体看，上海有五个要素的量化指标达到适宜标准的 60% 以上，依次为对妇女健康问题的关注范围（适宜标准的 105.9%）、功能服务的健全程度（90.1%）、组织体系的完善程度（76.0%）、管理运行机制的完善程度（68.2%）以及关注妇女健康需要的程度（66.1%）；纽约有四个指标（关注范围、功能服务、社会环境以及关注程度），而北京仅有三个指标达到适宜标准的 60% 以上（功能服务、关注范围与社会环境）。上海仅在对妇女健康风险因素的把控程度上未达到适宜标准的 50%，仅为适宜标准的 4.9%，仍处于较低水平，提示上海对妇女健康风险的把控还处于起步阶段，仍需要重点加强。

与同类型城市相比，上海有 7 个要素的量化指标具有明显比较优势，高于北京和纽约，分别为对妇女健康问题的关注范围、资源配置的适宜程度、组织体系的完善程度、管理运行的完善程度、功能服务的健全程度、对妇女健康需要的关注程度以及对妇女健康需要的把握程度。而在社会环境对妇女保健体系的支撑程度上，上海比纽约低 19.7%，比北京低 10.6%，提示上海政府对妇女健康的重视仍未能有效转化为对妇女保健体系的支撑。

在不同的问题类型（表 5 - 11）方面，上海育龄期保健整体适宜程度为 53.1%，为适宜标准的 62.5%，比上海最优类型低 10.7%；同类型城市比较，上海比纽约高 26.5%，北京比纽约低 11.1%，上海具有较明显的比较优势。上海孕产期保健整体适宜程度为 57.9%，接近上海最优类型，与达到适宜标准的 68.2%，与同类城市比较略高于北京和纽约。二者比较，上海孕产期保健体系建设情况由于育龄期保健，提示目前上海对育龄期保健体系建设的重视仍需加强，尤其应加强对不孕症及非意愿妊娠等问题的防制。

表 5 - 11 2017 年上海、北京与纽约妇女保健体系整体适宜程度

类型别	上海	与纽约的比值		与适宜标准的比值			与最优领域(类型)比值		
		上海	北京	上海	北京	纽约	上海	北京	纽约
育龄期保健	53.1	126.5	88.9	62.5	43.9	49.4	89.3	67.3	72.7
孕产期保健	57.9	106.8	100.6	68.2	64.2	63.8	97.4	98.4	93.9
更年期保健	0.0	—	—	0.0	0.0	0.0	0.0	0.0	0.0
妇女保健合计	**51.6**	**112.9**	**96.9**	**60.7**	**52.1**	**53.8**	**90.2**	**82.3**	**86.8**

在 2000—2017 年间,三地妇女保健体系的整体适宜程度均呈现明显的上升趋势(图 5 - 2),上海一直领先于北京和纽约,显示了上海对妇女保健的一贯重视。

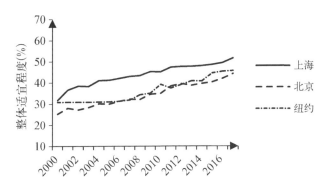

图 5 - 2 2000—2017 年上海、北京与纽约妇女保健
体系整体适宜程度的变化趋势(%)

如表 5 - 12 所示,从体系要素的定位出发,在 63 个定位中,上海有 35 个定位的量化指标达到适宜标准的 60%以上,有 10 个定位已达到适宜标准,如,上海妇女保健体系的地位已被法律明确,体系的组织架构已基本完备,战略与各类计划已关注妇女的重点健康问题,并建立以妇女健康需要为导向的评估体系,具有能够统筹协调各方的协调机制,功能服务满足妇女的健康需要,目标的设置因地制宜,在适宜的基础上充分体现努力方向和先进性等。仍有 20 个定位的量化指标未达到适宜标准的 40%,如:相关部门、专业机构及其他组织等仍未依据优先战略划分职责任务(仅为适宜标准的 0.0%),公众参与、共建共享的健康价值

观和社会氛围仍未形成(适宜标准的29.8%),妇女健康信息在政府、相关部门、专业机构和其他组织间跨部门、跨领域交流共享仍存在较大不足(21.9%),各方职责尤其是支撑部门的职责仍不明确(32.9%),管理与监控机制难以有效约束支撑部门的行为(23.1%),未能根据妇女健康需要适时动态调整目标功能与服务(25.0%)等。

表5‑12　2017年上海、北京与纽约妇女保健体系要素定位对应指标比较汇总(%)

评估维度	体系要素	子要素	定　　位	上海	与适宜标准的比值	与北京比较	与纽约比较
宏观环境	关注范围			90.0	105.9	优	优
	社会环境	政策环境	1. 健康战略:把健康作为国家(地区)的优先发展战略	65.0	76.5	一致	不足
			2. 规范引导:将优先发展战略衍化为一系列可操作的法律、法规、政策、规划和措施等,起到规范和引导效应	59.2	69.7	不足	不足
			3. 职责明确:相关部门、专业机构及其他组织等依据优先战略划分职责任务	0.0	0.0	一致	不足
			4. 任务落实:各方围绕公众健康目标,各司其职、协作配合,健康优先战略及其任务切实得以落实	0.0	0.0	一致	不足
			5. 考核评估:将公共卫生体系运行效果纳入政府的考核评估体系,并作为各相关方业绩考评的重要依据	0.0	0.0	一致	一致
		法律环境	1. 法规完备:法律规制应覆盖子体系、相关部门、专业机构及其他组织等	74.9	88.1	优	不足
			2. 地位法定:以法律的形式明确规定体系的地位、目标、行为规范和各方的权责关系等	96.3	113.3	一致	一致
			3. 刚性约束:对体系各相关方行为均具有约束力,能够促使相关部门、专业机构等有效落实规定和要求	44.4	52.3	一致	优

续　表

评估维度	体系要素	子要素	定　位	上海	与适宜标准的比值	与北京比较	与纽约比较
宏观环境	社会环境		4. 完善措施：能主动弥补相关法律规制的欠缺，针对特定区域、特定问题和特定需要因地制宜开展完善性补充	66.7	78.4	一致	一致
		经济环境	1. 健康优先战略具有优先的制度保障的资源配置	75.0	88.2	一致	优
			2. 围绕健康优先战略衍化的公众健康相关政策、规划和措施，优先配置相应的资源	0.0	0.0	一致	不足
			3. 根据职责分工，优先保证相关部门、专业机构、其他组织等履行职能所需的资源投入	50.0	58.8	一致	优
			4. 根据落实情况与政府考核评估结果，对相关部门、专业机构、其他组织等给予相应的奖励或惩罚	0.0	0.0	一致	不足
		文化环境	1. 与时俱进地掌握公共卫生相关学科理论和技术方法，并能够转化为实践应用	68.9	81.1	不足	不足
			2. 社会各方尤其是政府以及相关部门的决策和执行者，广泛认可公共卫生的价值	34.8	40.9	优	优
			3. 形成公众参与、共建共享的健康价值观和社会氛围，以促进健康素养的提升	25.4	29.8	不足	优
结构	资源配置	人力资源配置	1. 规模适宜：相关部门、专业机构的人员数量能够满足工作任务开展的需要	58.0	68.2	优	优
			2. 能力胜任：人员结构和素质能够支撑专业工作的需要	57.6	67.8	优	优
			3. 激励有效：具有确保人员积极性和稳定性的有效激励机制，不断提升工作能力	57.5	67.6	优	优
		财力资源配置	1. 政府负责：确立公众健康优先的筹资渠道	71.1	83.7	优	不足
			2. 投入适宜：投入足以维持相关部门、专业机构等的有效运行	71.8	84.4	优	优

评估维度	体系要素	子要素	定　位	上海	与适宜标准的比值	与北京比较	与纽约比较
结构	资源配置	财力资源配置	3. 稳定增长：适宜投入基础上，具有制度保障的稳定增长	64.3	75.6	优	优
		物力资源配置	1. 数量适宜：设施、设备和物资的数量能够保障工作任务落实，重点领域的专业设备配置适度超前	57.0	67.0	优	优
			2. 品种齐全：设施、设备和物资的种类与结构能够保障功能实现	60.8	71.6	优	优
			3. 质量保证：设施、设备和物资符合标准要求并维护良好	59.0	69.5	不足	不足
			4. 更新及时：具有折旧更新制度，保障物力提供的可持续性	59.0	69.5	不足	不足
		信息资源配置	1. 广泛收集：收集各类公众健康相关信息，建有覆盖相关部门、专业机构和其他组织等的信息系统	71.6	84.3	一致	优
			2. 有效利用：能实时分析利用各类信息，及时准确把握公众的健康需要与变化，提供预测与预警，支撑快速反应和科学决策	3.9	4.6	不足	优
			3. 互联共享：相关信息能够在政府、相关部门、专业机构和其他组织间跨部门、跨领域交流共享	18.6	21.9	不足	不足
	组织体系	—	1. 子体系内部的组织架构完备：包含不同层级的政府及相关部门、专业机构、其他组织等	85.8	100.9	优	优
			2. 具有权威的统一协调机构：能以计划、行政、监督、指导等手段，统筹协调不同子体系、相关部门与专业机构等有效发挥作用	52.1	61.3	优	优
			3. 各方职责明确：子体系、政府及相关部门、专业机构等任务清晰、权责明确，避免职能交叉、重叠	28.0	32.9	优	不足

评估维度	体系要素	子要素	定　位	上海	与适宜标准的比值	与北京比较	与纽约比较
结构	管理运行	管理与监控机制	1. 针对体系及子体系,具有完善的管理和监控机制	27.6	32.5	优	优
			2. 管理与监控机制具有权威与实效,并具有强有力的技术与专业支撑	58.7	69.1	不足	优
			3. 管理与监控机制能够有效落实,能够严格约束与切实影响相关方的行为	19.7	23.1	优	优
		计划与评估机制	1. 发展战略和各类计划关注重点问题与重点人群	90.0	105.9	优	优
			2. 具有围绕公众健康的中长期发展战略,子体系及其相关部门、专业机构等围绕其制定相应计划	53.0	62.3	优	优
			3. 评估指标体系以公众健康为导向,必须纳入主要健康状况指标	87.4	102.8	优	优
			4. 子体系及其相关部门、专业机构等能够有效落实发展战略与计划,执行评估标准	42.8	50.3	优	优
		筹资补偿	1. 具有投入适宜、保障有力并稳定增长的筹资与补偿机制	83.3	98.0	一致	不足
			2. 对政府作为筹资与补偿主导者的地位具有制度规范和刚性约束力	66.7	78.4	一致	优
			3. 相关部门能够有效执行筹资与补偿机制规定,无违背和不符补偿原则的现象	66.7	78.4	一致	不足
		协调激励	1. 具有统筹协调公共卫生体系与其他体系、子体系之间、子体系内部的机制	91.9	108.1	优	优
			2. 具有以公众健康目标实现程度为导向的机构和人员激励机制	72.5	85.2	优	优
			3. 协调机制与激励机制等具有权威性	52.1	61.3	优	优
			4. 机制切实执行与落实,实现政府主导,相关部门、专业机构、其他组织等各尽其责、协作联动	17.9	21.1	优	不足

评估维度	体系要素	子要素	定　位	上海	与适宜标准的比值	与北京比较	与纽约比较
过程	功能服务	—	1. 满足需要：覆盖全人群，尤其是满足重点人群与解决重点问题的需要	91.9	108.1	优	优
			2. 公平可及：确保城乡、不同族群、不同区域、不同收入人群，以及妇女、儿童、老年人口、流动人口等人群获得服务的公平性，并最大程度确保服务对象能够方便、快捷地获得服务	45.7	53.8	不足	优
	公众需要	—	1. 准确识别：系统收集并正确把握公众健康需要	34.6	40.7	优	不足
			2. 科学决策：针对公众需要制定发展战略、做出科学决策	87.4	102.8	优	优
			3. 动态调整：根据公众健康需要适时动态调整相应功能，提供适宜服务，最大限度满足公众需要，尤其关注重点人群和解决重点问题的需要	21.3	25.0	优	一致
	自然环境	—	1. 风险监测：建立健全风险因素的监测网络，识别主要风险因素，掌握本底情况、作用规律及危害程度	11.8	13.9	不足	优
			2. 风险预警：具备对主要风险变化及趋势的及时预测预警能力	0.1	0.1	一致	不足
			3. 风险防控：及时采取降低和消除主要健康风险的有效干预和控制措施	3.1	3.7	不足	优
			4. 应急响应：具有完善的应急处置和救援体系，能够有效应对风险爆发	0.0	0.0	一致	一致
			5. 效果评估：建立干预控制效果的评估机制	0.7	0.9	不足	不足
结果	目标结果	—	1. 需要导向：广泛体现公众健康需要，适时扩大服务覆盖范围	91.9	108.1	优	优
			2. 科学合理：目标的设置因地制宜，在适宜的基础上充分体现努力方向和先进性	91.9	108.1	优	优

续　　表

评估 维度	体系 要素	子要 素	定　　位	上海	与适宜 标准的 比值	与北 京比 较	与纽 约比 较
结果	目标 结果	—	3. 分工明确：各子体系及其相关部门、专业 机构等，依据共同目标清晰地衍化出相应 的职责和任务	28.0	32.9	优	不足
			4. 目标一致：子体系及其相关部门、专业机 构和社会组织，均能以保障公众健康、促 进社会发展为统一目标和发展方向，比如 疾病预防控制和医疗服务等子体系应该 以不生病、少生病等为共同目标	34.8	40.9	优	优

从体系要素的定位出发，在 63 个定位中，上海有 32 个定位优于北京，有 36 个定位优于纽约，有 25 个定位同时优于两个同类型城市；有 12 个定位与北京相比仍有不足，主要集中于文化环境的支持，信息的利用，以及对自然风险因素的把控；而有 21 个定位低于纽约，主要集中于社会环境的支持与资源配置。

综合以上分析，提示上海对妇女保健的重视已见成效，妇女保健体系建设整体情况较好，在体系的结构—过程—结果层面具有较为明显的比较优势，应能够较好地保障上海妇女健康水平。上海孕产妇死亡率近年来一直优于北京和纽约，在国内与国际保持领先水平均佐证了上海妇女保健体系建设的良好情况。但上海妇女保健体系距离适宜标准仍有一定差距，仍需要在明确不足的基础上重点加强。

五、本章小结

（一）上海政府妇女保健目标设置情况

上海政府妇女保健目标设置情况较好，能够较好匹配妇女健康需要并具有科学合理性，反映了政府对妇女健康问题的重视并有较高程度的认识，但对妇女保健体系各方的职责分工仍有不明确之处，目标达成存在一定随意性。经初步量化，上海对妇女健康需要的关注程度为 56.2%，在上海的公共卫生领域中为最优，但距离适宜标准仍有 33.9% 的差距。与同类城市比较上海具备比较优势，上海比纽约高 7.5％,北京比纽约低 10.9％。

(二) 上海妇女保健体系健康结果情况

上海孕产妇死亡率逐步降低,尤其是 2007 年后降低明显。至 2017 年,上海地区孕产妇死亡率已低至 $3.0/10^5$,低于北京($5.7/10^5$)和纽约($15.0/10^5$),目前已处于发达国家先进水平。

(三) 上海妇女保健体系运行效果评估

基于文献研究途径测算预防控制效果的分析结果显示:针对妇女保健工作,有 33.3％的研究者认为上海的工作效果显著,25％认为效果明显,25％认为有一定效果,仅 16.7％的研究者认为效果不明显。据此初步量化上海妇女保健工作效果的适宜程度为 75.0％,达到适宜标准的 88.2％,上海妇女保健工作受到研究者的普遍认可。

(四) 上海妇女保健体系整体适宜程度

上海妇女保健体系整体适宜程度达到 51.6％,高于北京和纽约。五个要素达到适宜标准以上,包括:对妇女健康问题的关注范围、功能服务的健全程度、组织体系的完善程度、管理运行机制的完善程度以及关注妇女健康需要的程度。但在社会环境对妇女保健体系的支撑程度上,上海仍低于纽约和北京,提示上海政府对妇女健康的重视仍未能有效转化为对妇女保健体系的支撑。

第六章

上海妇女保健体系的优化策略

高价值政策源于科学制定,通过系统评估找到体系的问题,在众多的问题中确认问题的关键(突破口),进而通过分析问题的影响机制,针对性地提出优化策略。在前几章对体系现况系统评估的基础上,本章主要介绍上海妇女保健体系的优势与不足,以及继续优化完善的突破口与配套策略。

一、上海妇女保健体系的主要优势与薄弱环节

综合第一部分对上海妇女保健体系的系统评估与量化比较,结合专家咨询,本节总结归纳了目前上海妇女保健体系的 9 个主要优势与 8 个薄弱环节,为后文进一步探索上海继续完善妇女保健体系的突破口与配套策略奠定基础。

(一)上海妇女保健体系的主要优势

经系统评估与比较,上海妇女保健体系在如下方面已达到适宜标准且优于同类型城市与北京,可以认为是上海妇女保健体系建设的主要优势。

1. 宏观环境的主要优势

(1)政府关注并重视妇女健康需要

上海政府广泛关注妇女健康需要。在 10 个应关注的妇女保健问题中,上海关注了育龄期保健和孕产期保健问题类型中的所有 9 个问题,高于北京和纽约,达到适宜标准。上海、北京与纽约自 20 世纪中旬即全面关注了孕产期保健的各个问题,表明三地一直重视孕产妇的健康问题。在育龄期保健类型中,上海关注了所有问题,优于北京和纽约,北京未见关注不孕不育的干预问题,而纽约未见关注婚前检查问题。

（2）妇女健康的法律体系较为完备

上海在国家与地方层面已拥有宪法—法律—法规—规范性文件的较健全的法律框架，法律法规在文本形式上基本健全，且法律法规能够较好地覆盖妇女保健工作的相关各方，较为清晰的规定了各方的妇女保健职责，并能够广泛覆盖妇女的健康需要，基本覆盖了目前上海已关注的妇女保健问题。因此，可以说上海妇女保健的法律体系已较为健全，经初步量化上海法律体系完备程度已达到适宜标准的88.1％，对上海妇女保健工作开展起到良好的促进作用。董怡红等妇女保健工作者在一项研究中也得到类似结论[1]："上海相关法律法规对从事母婴保健工作的医疗机构及人员资质、职责、法律责任以及卫生行政部门的监管职责等作出了明确的规定，为卫生行政部门开展监管工作、规范母婴保健专项技术工作提供了法律依据和保障，对母婴保健工作起到积极促进作用。"

2. 体系结构的主要优势

（1）妇女保健体系组织架构已基本完备

在应包含的15类部门中，上海妇女保健组织架构平均纳入其中12.9类部门，经初步量化，组织架构完备程度为85.8％，在与北京、纽约的比较中具有优势，已达到适宜标准。因此，可以说上海妇女保健组织架构已基本完备。既有研究也佐证了这一观点，如贾万梁等妇女保健工作者在研究中指出[2]："上海市通过全市妇幼保健三级网络进行妇幼卫生服务的管理，建立网格化管理体系。各区县妇幼保健机构把工作落实到基层，实现管理纵向到底；同时，妇女保健所也积极与社会相关部门联系，实现管理横向到边。"

（2）统筹各方的协调机制运转良好

上海妇女保健统筹协调机制的覆盖范围达到90％以上，高于纽约和北京并达到适宜标准。上海自SARS疫情暴发后建立公共卫生工作联席会议制度，对开展妇女保健工作的业务部门、关键支撑部门和其他部门实现了全覆盖。联席会议制度运转良好，在统筹协调妇女保健工作方面起到关键作用。如会议在2017年工作要点中指出："市卫生计生委、各区政府负责，市公安局、市委宣传

---

① 董怡红，杨兰馥.母婴保健相关法律在上海市母婴保健工作中的作用[J].中国妇幼保健，2010，25（6）：733-735.

② 贾万梁，朱丽萍.妇幼卫生服务体系建设的研究与实践[J].中国妇幼保健，2007，22（21）：2894-2897.

部、市民政局、市工商局、市食品药品监管局、市妇联等各有关成员单位配合强化孕产妇风险预警、危重孕产妇救治、产褥期保健等环节管理。"综上表明,上海已建立覆盖广泛的妇女保健统筹协调制度且能够良好地运转,在应对重大妇女健康问题时能够有效发挥相应的协调作用。

（3）监管机制在内容上的覆盖广泛

在 25 项应覆盖的管理内容形式中,目前上海妇女保健管理与监控机制平均覆盖 20.7 项内容（占比 82.8%）。上海妇女保健管理与监控机制内容形式完备程度为 87.0%,接近适宜标准。尤其是孕产期保健类型,在本书分析的六个公共卫生领域所包含的 22 个问题类型中为最优,内容形式完备程度为 100%。上海、北京与纽约三个城市比较,上海比纽约高 37.3%,北京比纽约高 32.6%,提示上海妇女保健管理机制在形式上已基本做到了完善。

（4）计划与评估以妇女健康为导向

上海一直重视妇女保健工作并围绕妇女健康需要制定规划,上海出台了《上海市妇女健康服务能力建设专项规划（2016—2020 年）》等系列中长期战略规划和文件,提出了"到 2020 年孕产妇死亡率控制在 11/10 万以下""到 2020 年免费孕前优生健康检查目标人群服务覆盖率达到 80% 以上"等 5 年以上的中长期发展目标以持续推动相应工作的改善。在 10 类应关注的妇女健康问题中,上海出台的战略规划覆盖了 90% 的问题,较 2000 年分别提升了 50.0%。

此外,上海也注重建立评估指标体系评估妇女保健工作的进展状况,如上海在 2001 年发布了《上海市人人享有优质生殖保健服务目标三年规划（2001—2003）》,提出以"常住人口孕产妇死亡率降低到 20/10 万以下"等指标来评估孕产期保健工作的开展状况。在 10 类妇女健康问题中,上海设置定量敏感评估指标的占比为 90%。经初步量化,上海妇女保健体系评估指标体系的完善程度达到了适宜标准的 102.8%,优于北京和纽约。

（5）业务部门的激励机制逐步建立

围绕妇女健康目标的实现状况,上海针对业务主管部门（卫生行政部门）和直接提供服务的专业机构（妇女保健机构、医院、基层卫生机构）等 4 类业务部门已初步建立了相应的奖励和惩罚机制,以起到持续激励的作用。例如上海出台的《上海市妇女健康服务能力建设专项规划（2016—2020 年）》中规定:"深化人事、收入分配制度改革,向妇幼保健、助产士、产科医师、产科护士等紧缺岗位倾斜……以岗位职责、工作负荷、服务质量、服务效果为要素建立健全绩效考核办法,根据考核结果进行绩效工资分配,体现按绩分配,优绩优酬。"经初步量化,上海妇女保健激励机制覆盖范围达到适宜标准的85.2%,优于北京与纽约(上海比纽约高40.6%,北京比纽约高29.4%)。

3. 体系过程的主要优势

一直以来,上海都注重针对妇女健康需要提供保健服务,妇女保健服务的覆盖范围逐步扩大。目前,上海妇女保健服务的覆盖范围已达到90%,全面覆盖了育龄期与孕产期保健,达到适宜标准。提供妇女保健服务包括:婚前检查,遗传优生咨询,不孕不育的预防、治疗、教育、咨询等服务,以避孕为主的综合节育服务,非意愿妊娠和意外怀孕的预防服务,产前诊断、高危妊娠门诊、住院分娩,产后访视等孕产妇保健服务。一项针对我国妇幼保健服务开展质量的评估研究显示,上海在妇幼保健服务质量上处于我国领先水平①。

4. 体系结果的主要优势

(1) 妇女保健目标的设置科学合理

上海重视以妇女健康需要为导向设置工作目标。在政府应关注的10个妇女保健问题中,上海市政府对已关注的9个问题均设置了定量且敏感的目标;纽约市政府对8个问题设置了敏感目标,对其中7个问题设置了定量敏感目标(70%);北京市政府对8个问题设置了敏感目标,但仅有6个问题设置了定量敏感目标(60%)。提示上海政府妇女保健目标设置情况较好,能够较好匹配妇女健康需要并具有科学合理性,反映了政府对妇女健康问题的重视并有较高程度的认识。

(2) 关键指标已达到国际领先水平

孕产妇死亡率是国际上公认的能够直接反映妇女健康的敏感指标,受到国际社会的高度重视。至2017年,上海地区孕产妇死亡率已低至$3.0/10^5$,低于北京($5.7/10^5$)和纽约($15.0/10^5$),目前已处于发达国家水平。以2015年世界各国的孕产妇死亡率作为参照,上海孕产妇死亡率的百分位数排名进入前2%,北京在15%水平,而纽约仅达到排名的前40%水平。

---

① 鞠磊,卢月,张寒,等.我国妇幼保健服务开展现状及质量评估[J].中国妇幼保健,2019,34(04): 726 - 730.

（二）上海妇女保健体系的薄弱环节

经系统评估与比较，上海妇女保健体系在如下方面仍距离适宜标准有较大差距，较同类型城市北京与纽约仍有不足，可以认为是上海妇女保健体系仍需要完善的薄弱环节。

1. 宏观环境的薄弱环节

（1）健康战略落实仍缺乏明确分工

上海 2017 年 9 月出台《"健康上海 2030"规划纲要》这一健康优先战略后，由于距评估时发布的时间较短，上海仍未见政府或相关部门颁布妇女健康领域的配套法律法规，仅出台少量配套规划计划，如上海发布《上海市临床重点专科建设"十三五"规划》。但健康优先战略如何落实，仍未见有明确的职责分工，尤其是支撑部门等职责不明确，如何贯彻"健康融入万策"的理念体现"健康优先"仍未可知，战略能否有效落实发挥作用仍需继续观察。初步量化结果显示，健康战略的分工明确程度仅为 0.0%，尚未起步，亟待加强。胡善联、吴凡等知名专家提出："健康融入所有政策是建设'健康上海 2030'的政策保障"[①]，"是健康上海建设的主线，也是国内外健康促进工作的宝贵经验"[②]。因此，上海健康优先战略的实施与落实，有赖于政府、卫生部门以及其他各相关方围绕健康优先的核心概念，发布相应配套政策，明确各方职责，切实将健康融入工作中。

（2）保健工作价值未形成趋同认识

目前，上海妇女保健各方的职责仍不明确，尤其是非卫生相关部门的妇女保健职责未明确，各方对妇女保健工作的价值在基础上就存在不平衡，职责不清楚或缺失的部门较难形成对妇女保健工作的重视。此外，分析机构筹资方式可知，目前上海医疗机构仍以项目收费为主，病人越多收入越高；而妇女保健中心等专业机构也一定程度依赖开展营利项目维持机构收入；此外，目前上海医保对妇女健康问题预防的纳入仍存在不足，这些均决定了机构在从事妇女保健工作过程中仍一定程度依赖公众"多生病、生大病"维持收入，目前从事妇女保健工作的机构仍难以统一到公众"不生病、少生病"这一目标上来，与"保障公众健康"这一公

---

① 胡善联.健康融入所有政策是建设"健康上海 2030"的政策保障[J].上海预防医学，2018,30(1)：7-10.

② 吴凡.以人民健康为中心推进健康上海建设[J].上海预防医学，2018,30(1)：1-2.

共卫生使命仍有偏离。初步量化结果显示,2017 年,上海妇女保健工作的价值趋同程度为 41.3%,仅为适宜标准的 44.8%。提示各方对妇女保健工作的价值仍未形成趋同的认识。

2. 体系结构的薄弱环节

(1) 收入不足仍影响妇女保健人员稳定

经文献分析,在上海目前从事妇女保健工作人员的收入水平与社会地位仍较低,而工作相对繁重,使得妇幼保健机构,特别是基层妇幼保健机构对于人才的吸引力就比较弱,难以使人才长期持续地为妇幼卫生工作服务[1][2]。虽然国家要求在妇幼保健机构等基层医疗卫生服务机构推行绩效工资,但实施过程中绩效工资分配形式存在典型的吃"大锅饭"现象和发放绩效工资平均化的突出问题[3],未能根据岗位价值和个人贡献价值进行绩效分配,薪酬分配缺乏竞争性[4],导致人员积极性不高[5]。这也导致上海妇女保健机构以及基层卫生服务机构等在人力资源配置方面仍存在数量不足[6]、年龄结构不合理[7]、职称与学历偏低以及待遇与工作量不匹配[8]等问题。本研究显示,上海"保健"工作人员收入未能与其工作价值相匹配,距离纽约仍有较大差距。例如,在上海从事妇幼保健工作的人员收入仅为医院工作人员平均收入的 65.1%,为企业白领人均可支配收入的 94.4%,年均收入仅能购买约 2 平方米住房;而纽约妇女保健人员收入达到医院工作人员平均收入的 162.9%,年收入能够购买约 78 平方米住房。可以说上

---

① 韩历丽,丁辉.北京市妇幼保健网络的机构和人力资源状况[J].中国妇幼保健,2008(04):445.

② 施君瑶,唐美玉,黄勤瑾,等.浦东新区社区妇女保健人力资源现状调查分析[J].中国妇幼健康研究,2014,25(1):58-60.

③ 饶丽萍,张玉韩.基层医疗卫生服务机构绩效工资分配存在的问题与对策[J].人力资源管理,2012(07):122.

④ 王明,席彪,胡炜,等.新时期县级妇幼保健机构人力资源管理思考[J].中国妇幼保健,2012,27(21):3227-3229.

⑤ 杜宝军,杨丽梅,孙利文.北京市怀柔区疾病预防控制中心现有资源调查及评估[J].职业与健康,2016,32(11):1548-1551.

⑥ 唐琴,陈风华,王颖丽等.2010 年上海市杨浦区社区妇幼保健人力资源状况分析[J].上海医药,2012,33(10):19-21.

⑦ 顾晶菁,黄勤瑾,施君瑶,等.上海市浦东新区产后访视人员配置现状分析[J].中国妇幼保健,2017,32(22):5711-5714.

⑧ 苏剑一.正视"两孩时代"的产科危机[J].中国卫生人才,2016(02):12-13.

海妇女保健人员收入水平与妇女保健工作的重要地位并不相配,提高妇女保健人员收入水平,吸引并稳定高素质人才是当务之急。其他研究也得到与本书相似观点,一项对基层服务人员的调查研究中指出[1]"有44.4%的调查单位的人事干部认为'与其他单位人员相比收入低'是在编人员辞职的首要原因"。

(2) 支撑部门的妇女保健职责仍未明确

在妇女保健应覆盖的15个部门中,上海平均有9.8个部门职责清晰,部门职责清晰程度为62.7%,比一流标准低了26.2%。其中业务部门职责基本全部清晰,而关键支撑部门与其他支撑部门仅有60%与48.3%的部门职责清晰。而在妇女保健应覆盖的15个部门中,上海仅有业务部门职责可考核,关键支撑部门和其他支撑部门职责均不可考核,妇女保健部门职责可考核程度仅为17.9%,比一流标准低了78.9%。上海支撑部门职责不可考核是影响妇女保健部门职责明确的最主要不足。

(3) 管理机制落实仍缺乏考核评估

第一,考核主体缺失影响了监控机制的落实。在开展妇女保健工作应包含的15类部门中,上海均仅有18.8%的部门有明确的考核主体。其中,4类业务部门中,妇女保健机构、医疗机构及基层卫生机构的考核主体相对明确,占比均为75%;例如对于基层卫生机构已明确要求"卫生行政部门应制定详细的考核标准和细则,加强过程控制"。而对于财政、人力等4类关键支撑部门及教育、民政等其他支撑部门均未见相关政策明确其妇女保健工作相关职责落实状况的考核主体。监控考核主体的缺失,使得上海管理与监控机制的可落实程度仅为适宜标准的23.3%,有效约束各方行为的作用未能充分体现。

第二,评估体系覆盖范围较小影响了评估机制的执行。上海虽已初步建立了以妇女健康落实为导向的评估指标体系,但上述评估指标的评估对象基本以4类业务部门为主,两地业务部门中有明确评估指标的占比为70.0%;而针对财政、人力等4类关键支撑部门基本未见明确的评估指标,仅有如《上海市妇幼健康优质服务示范工程实施方案》明确了"按照国家规定资金比例,落实妇幼健康公共卫生项目配套经费,及时足额拨付到位"作为对财政部门的考核标准,关键

---

① 杨莉敏,陈彦,周洲,等.社区卫生服务中心人力资源现状及劳务派遣人员管理机制研究——以上海市闸北区为例[J].中国初级卫生保健,2016,30(5):9-11.

支撑部门中有明确评估指标的占比均仅为 17.5%。因此,总体上上海妇女保健工作评估指标体系的可落实程度仅为适宜标准的 53.8%,这将在很大程度上影响各方持续推进妇女保健工作目标的落实,尤其是对人财物等资源配置到位是个重大挑战。例如,当前上海妇女保健人力资源配置适宜程度距离适宜标准仍有 43.8% 的差距。

3.体系过程的薄弱环节

(1) 妇女保健服务的公平性仍有待提升

2009 年新医改前,上海妇女保健服务利用的公平性较差,适宜程度仅为 2017 年适宜标准的 32.4%。以流动人口为例,2009 年前上海流动妇女的早孕建册率、孕产妇系统管理率等与户籍人口相比差距较大[①],孕产妇死亡率是户籍孕产妇的 6—7 倍[②]。2009 年新医改以来,国家推动实施基本公共卫生服务均等化,北京、上海亦出台了相应配套文件,如上海规定"凡是居住 6 个月以上的孕产妇均将可以免费接受 9 次产前健康检查",非户籍常住人口的妇女保健服务利用的公平性诉求得到了回应;实施以来非户籍、户籍人口间服务利用率的差距缩小,利用的公平性取得了一定程度改善[③]。但受制于财力、人力等资源投入不足,效果仍然有限。一项针对流动人口基本公共卫生服务知晓率的调查显示,孕产妇保健服务知晓率仍未及 30%[④]。其他研究也表明流动人口对妇女保健服务利用程度仍然不高,如其《孕产妇保健手册》的建册率明显要低于常住人口[⑤]。经初步量化,结果显示,上海妇女保健服务公平程度仅为适宜标准的 53.8%,仍有超过 40% 的差距。

(2) 妇女健康信息发布缺乏连续性

上海识别健康需要的连续程度为 30.0%,高于北京但比纽约低 36.8%,仅达

---

① 蒋美芳.浦东新区流动人口孕产妇保健服务利用及影响因素分析[J].中国妇幼保健,2007,22(30):4278-4281.

② 朱丽萍,秦敏,丁瑛.上海市 1993 至 2002 年孕产妇死亡情况分析[J].中国生育健康杂志,2004,15(1):461.

③ 杨青,刘磊磊,梁霁,等.上海市松江区基本妇幼保健服务利用均等化现况研究[J].中国妇幼保健,2014,29(36):5964-5966.

④ 郭静,杨洪玲,刘凌琳,等.流动人口基本公共卫生服务知晓率及影响因素分析[J].中国公共卫生,2019,35(1):63-66.

⑤ 王晖,郭维明,李沛霖,等.北京、上海和广东流动人口卫生计生基本公共服务状况[J].中国妇幼保健,2016,31(10):2026-2027.

到适宜标准的 35.3％。在 10 个应关注的妇女保健问题中，上海政府仅有 4 个问题做到连续发布健康信息，包括：婚前检查率、生育率、产前检查率及孕产妇死亡率等。而在纽约，有 6 个妇女保健问题做到了健康信息的连续发布，比上海多了 17—19 岁少女过早怀孕率等健康指标。

上海距离理想适宜水平还有 64.7％的差距，主要是在于已有的监测系统未能充分发挥作用，没有定期的监测，随意性较大，存在较多的零星发布和滞后发布，长期以来监测系统等信息化手段在妇幼保健领域主要用于解决事务管理工作，普遍存在水平较低现象[1]，从而对健康信息没有形成规律性的定期发布。因此，为提高妇女健康信息发布的连续性，需建立健全定期发布的常规机制。

（3）妇女健康风险预警能力仍较弱

在广泛收集妇女健康信息的基础上，应当对监测信息进行广泛地利用，具体而言即是通过监测信息识别妇女健康风险本底水平、预测妇女健康风险因素的变化并提出干预措施，并在干预事后进行干预效果的评估。在应关注的 10 个妇女保健问题中，上海针对其中 5 个问题发布了识别问题本底状况的报告（占比 50％），仅针对 1 个问题发布预测预警的信息报告（占比 10％）。以不孕不育为例，国内外已有大量研究对原发不孕症患病提升问题提出了警示[2][3]，然而仍少见有针对上海不孕风险的研究，也未见政府发布相关健康信息。综上可知，尽管上海已开展妇女健康风险的相关监测工作，但对利用监测信息进行预警等后续工作仍有较大空白。截至 2017 年，上海对妇女健康风险相关因素的把控程度仅为 4.2％，与一流标准差距有 95.1％的差距，仅达到最优的 22.3％。

二、上海完善妇女保健体系建设的突破口分析

从前文分析可知，目前上海已建立较为完善的妇女保健体系，得到各方的高

① 汤学军,潘晓平,金曦,等.妇幼保健机构信息工作面临的问题和发展策略[J].中国妇幼卫生杂志,2010,1(04)：179 - 184.

② 孟琴琴,张亚黎,任爱国.中国育龄夫妇不孕率系统综述[J].中华流行病学杂志,2013,34(8)：826 - 831.

③ Mascarenhas M N , Flaxman S R , Boerma T , et al. National, regional, and global trends in infertility prevalence since 1990：a systematic analysis of 277 health surveys[J]. PLoS Medicine，2012，9(12)：e1001356.

度认可,但距离适宜标准的妇女保健体系仍有差距,有待进一步完善。前文中,本书总结了上海妇女保健体系建设的七项主要薄弱环节,从不足处入手优先补齐短板应是上海进一步完善妇女保健体系建设的重点方向。本节旨在理清各薄弱环节之间的关系,分析根源性问题及作用机制,进而找到完善体系建设的突破口,为下一步提出切实可行的改进策略奠定基础。

(一) 理论分析上海妇女保健体系建设的突破口

1. 确定上海妇女保健体系建设的问题系统

卫生系统宏观模型(图 6-1)是公认的研究卫生系统重要工具,能够反映卫生系统不同要素之间的作用关系。本节主要运用"卫生系统宏观模型"中子模与子模的关系分析上海各不足之处之间的影响。卫生系统宏观模型的原理提示,卫生系统的构成虽然繁杂,却是依据规律运作的,可用一系列子模表达,子模之间的联系能够反映各种因素之间的相互依赖和相互作用关系。模型中子模间的连线代表具有作用关系,箭头方向代表影响关系的方向。

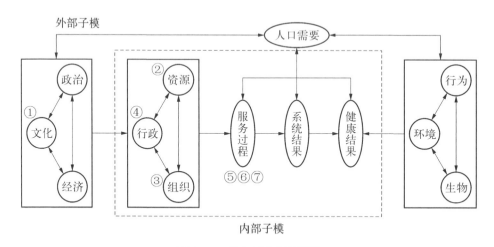

图 6-1 卫生系统宏观模型

遵循"卫生系统宏观模型"的系统思路和操作方法,将前章总结的上海妇女保健体系建设的主要薄弱环节,逐个纳入相应的子模,形成上海妇女保健体系建设的问题系统(图 6-2)。其中"健康战略落实仍缺乏明确分工"与"支撑部门的妇女保健职责仍未明确"均是职责不明确的问题,因此进行了归并。

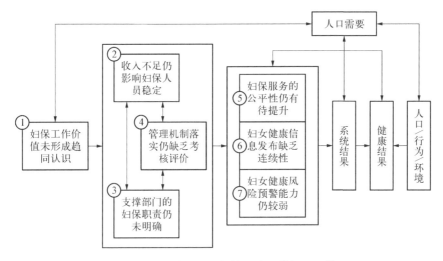

图 6 - 2 上海妇女保健体系建设的问题系统

问题系统中,子模与问题的对应关系如下(详见表 6 - 1):

表 6 - 1 上海妇女保健体系的问题系统

编号	上海妇女保健体系的主要问题	归类 1	归类 2	归类 3
①	妇女保健工作价值未形成趋同认识	文化/行为	外部子模	外部子模
②	收入不足仍影响妇女保健人员稳定	人力	结构	内部子模
③	支撑部门的妇女保健职责仍未明确	组织		
④	管理机制落实仍缺乏考核评估	行政		
⑤	妇女保健服务的公平性仍有待提升	服务过程	过程	
⑥	妇女健康信息发布缺乏连续性			
⑦	妇女健康风险预警能力仍较弱			

外部子模—文化

问题①妇女保健工作价值未形成趋同认识

内部子模—结构—人力

问题②收入不足仍影响妇女保健人员稳定

内部子模—结构—组织

问题③支撑部门的妇女保健职责仍未明确

内部子模—结构—行政

问题④管理机制落实仍缺乏考核评估

内部子模—过程—保健服务过程

问题⑤妇女保健服务的公平性仍有待提升

问题⑥妇女健康信息发布缺乏连续性

问题⑦妇女健康风险预警能力仍较弱

2. 分析各薄弱环节的影响因素与根源

卫生系统宏观模型的规律提示：模型的外部子模体现外在动力，对内部子模起决定性作用；内部子模遵循"结构—过程—结果"的思路。本书遵循上述思路，分析了各薄弱环节的影响因素，具体如下：

问题①：妇女保健价值未形成趋同认识

从前文对主要薄弱环节的分析可知，目前从事妇女保健工作的机构仍难以统一到公众"不生病、少生病"这一目标上来，作为与保障公众健康最为密切的三方，专业机构、公立医院和保险制度安排均有偏离"不生病、少生病"的公众健康导向的情况存在，各方对妇女"保健工作"的认同仍有不足。

首先，政府对妇女保健机构的投入不足，一定程度推动其对有偿服务的追求，影响职能的履行。我国妇幼保健机构均为"院所合一"，既承担公共卫生服务职能，也兼有医疗服务职能，都存在投入不足现象[1]，由此产生的"以医养防"，依赖"有偿服务"行为，都会影响妇女的保健职能的有效履行[2]。一项对上海卫生费用的研究指出[3]，按机构法测算，2014年医院和基层医疗卫生机构分别占卫生总费用的71.7%和12.9%，公共卫生机构占比3.1%；其中医院占比仍呈上升趋势，而基层医疗卫生机构与公共卫生机构以及其他机构的费用占比呈下降趋势。这也侧面反映了目前在妇女保健工作中"重医轻防"的现象。

其次，医疗机构收费结算方式也产生一定影响，目前公立医院的收费结算方式分别以按项目收费和按病种收费为主，均有诱导医院更多依赖患者"多生病、

① 王坤，罗荣，汪金鹏，等.妇幼保健机构人力资源配置对服务开展的影响[J].中国妇幼健康研究，2016，27(05)：650-654.

② 汪金鹏，宋莉，金曦，等.我国妇幼保健机构现状及存在问题探讨[J].中国妇幼保健，2012，27(19)：2901-2903.

③ 金春林，王常颖，王力男，等.2014年上海市卫生总费用核算研究[J].中国卫生经济，2016，35(8)：49-54.

生大病"来增加营收,偏离"少生病、不生病"目标导向的风险。按项目收费可能存在"医生点菜、病人买单"的现象,导致费用高涨[1];按病种收费可能导致病种设置繁杂、优先选择轻症导致后续治疗成本上升等问题[2]。

最后,上海目前的卫生筹资是以社会保障为主的,尽管上海已出台相关保险政策,对妇女享受育龄期、孕产期保健中产生的医疗费用补偿等作出了相应规定,但主要通过定额补贴形式实现,仅能作为医疗保险的补充;而孕产检等预防性服务仍未纳入医保报销范围,这也不利于妇女保健预防性服务的开展和利用。

由此分析可知,目前上海妇女保健工作对"不生病,少生病"导向的偏离,与政府投入、筹资方式以及社保范围等息息相关,而这些不是卫生系统可以解决的问题,有赖于政府及相关部门提升对预防性妇女保健工作的重视。目前上海妇女保健各方的职责仍不明确,尤其是非卫生相关的部门的妇女保健职责未明确,各方对妇女保健工作的价值在基础上就存在不平衡,职责不清楚或缺失的部门较难形成对妇女保健工作的重视。

问题②:收入不足仍影响妇女保健人员稳定

根据卫生系统宏观模型的原理,外部子模对内部子模起决定性作用,结构子模之间也会产生相互作用。妇女保健人力资源配置,一方面受到政策、经济、文化等宏观环境影响,另一方面也受到财力、组织、行政等结构子模的影响。

上海妇女保健人力资源配置具备争一流的基础。在宏观层面,上海作为全球城市,社会经济的发展处于国际领先水平,能够有效促进人才的聚集,进而促进妇女保健人力资源数量与质量的提升。上海政府一直重视妇女健康,孕产妇死亡率已纳入政府绩效考核范围,这有助于资源向妇女保健倾斜,推动人才向妇女保健聚集。在结构层面,上海妇女保健组织架构基本完备,妇女保健服务的三级网络基本健全,并已建立较为完善的人才储备和晋升机制,这为妇女保健工作开展及人才队伍稳定奠定了基础。

然而支撑部门职责不明确仍对妇女保健人力资源配置产生了负面的影响。如财力保障部门职责不明确,仍存在经费不到位不及时的现象,妇女保健人员经

① 魏颖,赵竹岩.卫生改革与发展要主动适应市场经济体制[J].中国卫生经济,1996(1):5-11.

② 苗硕.关于完善我国公立医院补偿机制的理论与实证研究[D].北京:财政部财政科学研究所,2013.

费的落实会受到影响;如人力保障部门与教育部门的职责不明确,妇女保健的人才培养与供给有限,妇女保健队伍的人员素质及年龄结构仍存在问题。

问题③: 支撑部门妇女保健职责仍未明确

妇女保健需要多部门协同,但上海在妇女保健应覆盖的 15 个部门中,仅有 4 个业务部门(业务主管部门、妇幼保健机构、医院、基层卫生服务机构)的职责清晰且可以考核,做到了职责明确,而关键支撑部门和其他支撑部门职责均未明确,或职责范围和边界不清晰,或职责内容难以考核。

分析外部子模对部门职责明确的影响。首先,在经济层面,城市社会经济的发展状况制约了政府是否有能力实现"健康优先""健康融入万策",只有社会经济发展到了一定阶段,公众基本生活得到一定的保障后,"健康"才具备"优先"的条件,各方职责明确共同促进妇女健康才具备基础。其次,在政策层面意识到妇女健康的重要性,意识到妇女保健不仅仅是卫生系统一家的责任,而是需要多方共同努力才能取得成绩,能够促进妇女保健体系各方职责明确。目前国家与上海均发布了健康优先的战略,强调了"健康融入万策"的理念,提示目前政府已经意识到支撑部门投入对妇女保健工作的重要性,支撑部门职责具备了明确的基础。

分析结构子模对部门职责明确的影响。首先,投入适宜且稳定增长财力投入是妇女保健职责明确的保障,若财力投入不能满足工作需求,则妇女保健工作开展必然有所侧重和倾斜,从而造成部分职责不落实或少落实,各方明确各自妇女保健职责的主动性必然降低。其次,妇女保健工作人员是妇女保健工作开展的基础,若人力资源配置不合理,数量不足或能力不能胜任,则妇女保健工作开展也必然会出现问题,同理会影响职责的明确。目前上海妇女保健人力、财力、物力等资源配置仍存在问题,其中人力资源配置在数量、结构和稳定性上仍存在较大的问题,一定程度上对上海妇女保健部门职责明确产生了负面影响。

问题④: 管理机制落实仍缺乏考核评估

上海妇女保健体系已经建立较为健全的管理运行机制,但由于支撑部门的考核主体缺失以及无妇女保健工作评估指标是导致各项机制在支撑部门中难以落实。根据管理学理论,体系的运行离不开控制,对妇女保健工作实施有效的过程和结果的考核评估是体系管理运行机制有效落实的有力保障。而考核评估的基础是明确的职责分工,若在组织上未能明确分工,造成多头管理,职能交叉等现象,那必然导致监管混乱,相互推诿。上海妇女保健体系部门职责不明确,尤其是支撑部门职责未做到清晰可考核,相应的考核与评估则无据可依,是影响管理机制落实的主要原因。

问题⑤:妇女保健服务公平性仍有待提升

卫生系统宏观模型提示,内部子模遵循"结构—过程—结果"的逻辑,妇女保健服务公平性的不足,其原因还是归结于结构层面的不足。人力、财力保障等关键支撑部门职责不明确,引起人、财、物等资源配置的不均衡,市区与郊区,市县与基层比较在工作经费、人员规模与构成以及设备仪器上均存在不均衡现象,这必然导致服务能力上的差距,引起服务的不公平。

问题⑥:妇女健康信息发布缺乏连续性

妇女健康信息的连续发布,反映政府及专业机构对妇女健康需要的识别与把握,一方面取决于政府及专业机构对妇女健康的重视程度,另一方面还取决于服务过程中业务部门对妇女健康信息的监测能力。上海一直重视妇女的健康需要,孕产妇死亡率作为政府的绩效考核指标,基本做到逐年准确的连续识别与发布。此外,上海采取多项措施,多渠道收集孕产妇死亡数据,以保证孕产妇死亡率的准确性。这些都佐证了政府重视对妇女健康需要识别的促进作用。

然而,由于针对部分妇女保健问题部门职责仍未明确,上海妇女保健服务能力仍存在一定不足,这不仅仅表现于地域或人口方面的不公平,也表现于孕产期保健及育龄期保健服务之间并不均衡。如针对过早怀孕与意外妊娠的问题,上海虽然发布了防制目标,但未见有政策文件明确规定妇女保健机构如何开展相应防制工作,大多非意愿妊娠防制工作仍旧停留在纸面而未落到实地,这也直接导致上海妇女对防制非意愿妊娠的健康需要未被政府有效识别,进而相关健康信息连续发布也无法实现。

问题⑦:妇女健康风险预警能力仍较弱

尽管上海已开展妇女健康风险的相关监测工作,但对利用监测信息进行预警、干预等后续工作仍有较大空白。有效的预测预警,是建立在连续的信息收集的基础上的。上海妇女保健体系未对妇女健康信息发布的范围和周期进行明确的职责规定,导致对妇女健康信息发布的利用不足,仍存"信息孤岛"的现象,这必然影响对健康风险因素本地状况的准确识别,进而影响对风险的把握。

综合以上对上海妇女保健体系建设主要薄弱环节的归因分析可知,各问题之间并不是孤立,而是相互影响的。当前上海妇女保健体系存在的主要薄弱环节均受到部门职责不清晰、不可考的直接或间接影响,直接影响了对协同支持妇女保健工作氛围的形成、人力等资源配置的合理配置、管理运行机制的有效落实,进而造成了服务提供的公平性不高、妇女健康信息发布连续性不足,把握健康风险因素的能力薄弱等问题。

　　具体来看,在宏观层面,由于配套政策不完善,各方职责不明确,健康战略仍未具落实条件;尤其是各相关方在妇女"保健"工作方面的职责不明确,使得各方对保障妇女健康的"保健"工作的价值仍未形成共同认识,多方支持妇女保健工作的氛围仍未形成。宏观环境直接影响体系结构,宏观环境上对妇女保健工作的重视不足以及人力、财力保障等关键支撑部门职责不明确,导致从事妇女保健工作的人员收入水平与其工作重要性仍不能匹配,妇女保健机构以及基层卫生服务机构仍存在人员数量、结构和能力等方面的不足,如何吸引并稳定妇女保健人才队伍仍亟待解决。同时,由于支撑部门的职责不明确,现有的妇女保健责任监管机制对卫生以外部门的约束力也仍有不足,支撑部门妇女保健职责落实仍缺乏考核评估,这必然影响妇女保健体系的资源、教育、宣传等重要支撑的有效落实。体系结构上的问题会影响服务的过程,这也导致上海仍面临妇女保健服务公平性不足,妇女健康信息发布不连续,健康风险预警不足等问题。

　　因此,在职责上"部门职责不清晰、难以考核"及其衍生出的问题,是其他薄弱环节的共同根源(图6-3),对妇女保健体系建设各个环境影响最大,这是上海继续完善妇女保健体系首先应该解决的问题。

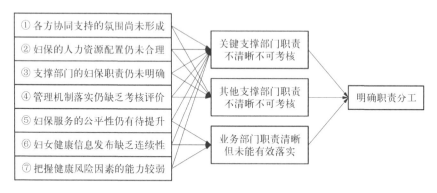

图6-3　上海妇女保健体系主要薄弱环节的归因

　　3. 探索以根源问题为突破的作用机制

　　由以上分析可知,部门职责尤其是支撑部门的职责不明确是目前上海妇女保健体系建设的根源问题,应予以重点解决。以根源问题作为突破口,应能够有效推动各薄弱环节共同改善,以下分析了以"明确部门职责"为突破口带动上海妇女保健体系整体改善的作用机制。

从外部环境看,上海 2017 年已发布《"健康上海 2030"规划纲要》的健康优先战略,各方协同支持妇女保健的氛围已具备形成的基础,若能够在配套政策中优先明确妇女保健体系各相关方在健康优先战略实施中的职责,贯彻"健康融入万策"的理念,能够有效推动战略的落实,进而推动形成各方协同支持妇女保健工作的氛围。

卫生系统宏观模型指出,外部环境能够直接作用于资源配置、组织体系及管理运行机制等位于结构子模的要素。健康优先战略的落实与"健康融入万策"理念的贯彻,各方协同支持的氛围的形成,必然促进围绕"健康优先"战略建立健全考核评估机制,推动各部门进一步细化,增强部门协调,也会推动资源向健康领域的倾斜,促进妇女保健人力资源的稳定。

在资源配置到位、部门职责明确、妇女保健工作过程和结果的考核评估体系健全的基础上,上海妇女保健服务能力也必然随之提升,实施全周期的妇女保健服务成为可能,进而缩短城乡之间、户籍与外来人口之间的服务公平性差距。

服务过程的改善,能够推动准确识别与把握妇女全周期的健康需要,提升健康结果指标的准确性,进而促进信息的共享以及对健康风险因素的预测预警能力的提升。同时服务过程的改善,应能够带来系统结果和健康结果的切实改善,从而提升专业机构规律发布健康信息的主动性。随着各方对妇女健康需要更准确的识别,又会反过来更进一步促进各方协同氛围的形成与固化。

以上分析揭示,优先明确各部门落实健康优先战略的职责,能够有效带动体系其他要素的改进(如图 6-4),进而推动上海妇女保健体系的整体完善,是上海妇女保健体系继续完善的突破口。

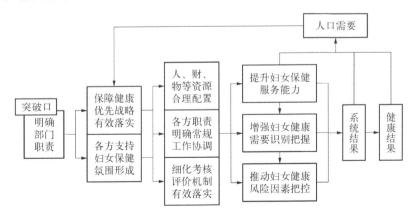

图 6-4　以明确部门职责为突破的作用机制

(二) 量化验证上海妇女保健体系建设的突破口

前节从理论上借助卫生系统宏观模型分析了上海妇女保健体系建设主要薄弱环节之间的影响关系并总结了改善的突破口及作用机制。本节旨在通过量化验证各薄弱环节之间的影响关系并量化影响关系的强弱，从而验证突破口的带动作用。量化验证主要从两方面进行，一方面采用 Spearman 相关分析以及单因素线性回归，验证各薄弱环节之间的影响关系是否显著；另一方面，构建多元回归模型通过偏回归系数计算弹性系数，分析每个薄弱环节的改善对其他问题的带动敏感性，以验证突破口的带动作用。

1. 薄弱环节之间相互影响的理论模型

根据前文分析得到的上海妇女保健体系建设问题系统，以及针对各薄弱环节的根源分析，借助卫生系统宏观模型的原理，构建薄弱环节对应指标之间的影响关系理论模型(图 6-5)。模型显示，所有薄弱环节之间均存在直接与间接的影响关系，对应关系详见表 6-2。

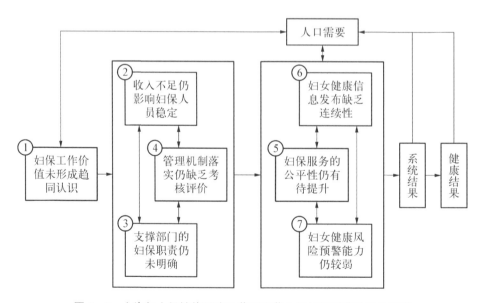

图 6-5　上海妇女保健体系建设薄弱环节之间相互影响的理论模型

表 6 - 2　上海妇女保健体系主要问题对应的
量化指标及其直接影响因素

编号	上海妇女保健体系的主要问题	对应的量化指标	能够直接影响的问题*	能够间接影响的问题**
①	各方协同支持的氛围尚未形成	各方认可妇女保健价值的趋同程度(%)	②③④⑥	⑤⑦
②	妇女保健的人力资源配置仍未合理	人力资源配置的适宜程度(%)	③④⑤	①⑥⑦
③	支撑部门的妇女保健职责仍未明确	部门职责明确程度(%)	②④⑤	①⑥⑦
④	管理机制落实仍缺乏考核评估	评估标准的可落实程度(%)	②③⑤	①⑥⑦
⑤	妇女保健服务的公平性仍有待提升	妇女保健功能服务的公平程度(%)	⑥⑦	①②③④
⑥	妇女健康信息发布缺乏连续性	准确识别妇女健康需要的程度(%)	⑤⑦	①②③④
⑦	把握健康风险因素的能力较弱	把控影响健康自然因素的程度(%)	⑤⑥	①②③④

* 指在卫生系统宏观模型中能够产生直接影响的问题,在模型中相邻。
** 指在卫生系统宏观模型中只能通过影响其他问题来产生间接影响的问题。

2. 量化验证薄弱环节之间的相互影响

（1）相关性分析

本书采用评估体系中的二级指标反映每个主要薄弱环节的变化状况（对应关系见表 6 - 2），通过分析 2000—2017 年间各指标之间变化的相关性反映薄弱环节之间的影响。相关性分析显示（表 6 - 3），指标①②③④⑤⑥⑦之间显示了较强的正向相关性，相关系数 R 大于 0.8（$P<0.001$）。提示，问题七个指标之间存在较强的相互促进关系，由"卫生系统宏观模型"原理分析得到的各薄弱环节之间的相互影响确实存在。

表 6 - 3　2000—2017 年上海妇女保健体系主要问题
之间的相关性分析

问题	Spearman 等级相关系数 R						
	①	②	③	④	⑤	⑥	⑦
① 各方认可妇女保健价值的趋同程度	—						
② 人力资源配置的适宜程度	0.955**						
③ 部门职责明确程度	0.962**	0.955**					
④ 评估标准的可落实程度	0.895**	0.942**	0.895**				

续　表

问　　题	Spearman 等级相关系数 R						
	①	②	③	④	⑤	⑥	⑦
⑤ 妇女保健功能服务的公平程度	0.928**	0.943**	0.928**	0.920**	—	—	—
⑥ 准确识别妇女健康需要的程度	0.903**	0.941**	0.903**	0.892**	0.883**	—	—
⑦ 把控自然因素影响公众健康的程度	0.946**	0.982**	0.946**	0.919**	0.924**	0.933**	—

注：* 代表相关系数的 $P < 0.1$；** 代表相关系数 $P < 0.001$。

（2）单因素回归分析

根据理论分析得出的直接影响关系，本书以薄弱环节做自变量，以该薄弱环节所能直接影响的问题做因变量，进行单因素回归分析，以验证问题之间的直接影响关系。单因素回归分析结果（表 6 - 4）与相关性分析结果具有一致性，指标①②③④⑤⑥⑦与其直接影响问题的回归模型均较为稳定（$P < 0.001$），且能够较好地解释其直接影响问题的变化（决定系数 $R^2 > 0.6$）。这验证理论模型中各指标之间的直接影响关系，提示上海妇女保健的各薄弱环节的改善，应能够有效带动其他薄弱环节的提升。

表 6 - 4　上海妇女保健体系主要问题与其能够直接影响的
问题之间的单因素线性回归分析

问题编号	量化指标	能够直接影响的指标	线性回归分析		
			决定系数 R^2	回归系数	P 值
①	各方认可妇女保健价值的趋同程度（%）	②	0.821**	3.156**	<0.001
		③	0.956**	2.160**	<0.001
		④	0.770**	3.001**	<0.001
		⑥	0.675**	1.318**	<0.001
②	人力资源配置的适宜程度（%）	③	0.822**	0.563**	<0.001
		④	0.819**	0.396**	<0.001
		⑤	0.879**	1.119**	<0.001

续 表

问题编号	量化指标	能够直接影响的指标	线性回归分析		
			决定系数 R^2	回归系数	P 值
③	部门职责明确程度（%）	②	0.822**	1.461**	<0.001
		④	0.979**	0.697**	<0.001
		⑤	0.759**	1.676**	<0.001
④	评估标准的可落实程度（%）	②	0.819**	2.069**	<0.001
		③	0.979**	1.404**	<0.001
		⑤	0.719**	2.314**	<0.001
⑤	妇女保健功能服务的公平程度（%）	⑥	0.618**	0.323**	<0.001
⑥	准确识别妇女健康需要的程度（%）	①	0.675**	0.512**	<0.001
		⑤	0.618**	1.982**	<0.001
		⑦	0.776**	0.375**	<0.001
⑦	把控自然因素影响公众健康的程度（%）	⑥	0.776**	2.101**	<0.001

注：* 代表 $P<0.1$；** 代表 $P<0.001$。

3. 量化分析上海改善妇女保健体系突破口

（1）主成分回归模型构建

借鉴敏感性分析的思路和敏感系数的概念，本书运用敏感性分析的方法分析了上海妇女保健各主要薄弱环节对应的评估指标之间影响的敏感性，以此量化各指标对主要薄弱环节的带动作用的大小。分析主要采用弹性系数替代敏感性系数反映敏感程度。弹性系数是指在其他自变量不发生变化的情况下，特定自变量变化 1%，因变量变化的百分比，其计算公式为：

$$弹性系数 = 偏回归系数 \times \frac{自变量均数}{因变量均数}$$

弹性系数取值为[−1,1],弹性系数为正,表示自变量与因变量同步变化;弹性系数为负,表示自变量与因变量反向变化。弹性系数的大小能够反映自变量对因变量的带动作用。

为计算弹性系数,本书拟分别以不同的薄弱环节对应指标为自变量,以其他六个薄弱环节对应的指标为因变量,构建多元线性回归模型,计算各自变量对因变量的偏回归系数。上一节对各薄弱环节的相关性分析结果显示,各指标之间存在较强的相关性,为避免指标间共线性的问题影响模型稳定性,本书最终采用主成分回归分析的方法构建自变量与因变量的多元回归模型。模型构建中,将成分的累计贡献率达到85%作为主成分的纳入标准。

如下表所示,本书针对7个主要问题指标构建了7个主成分回归模型,KMO检验系数>0.75,$P<0.01$。所有回归模型均具有较强的稳定性和解释程度(决定系数$R^2>70\%$,$P<0.001$)。结果与相关性和单因素回归分析结果具有一致性。

**表 6‑5　上海妇女保健体系主要薄弱环节与影响
因素之间的主成分回归模型**

问题对应指标	主成分回归方程	取的成分数	累计贡献率(%)	决定系数R^2	P值
① 各方认可妇女保健价值的趋同程度	①=0.046②+0.111③+0.105④+0.022⑤+0.096⑥+0.056⑦+B	1	88.98%	0.867	<0.001
② 人力资源配置的适宜程度	②=0.417①+1.481③+2.075④+0.772⑤+1.796⑥+4.543⑦+B	2	89.93%	0.942	<0.001
③ 部门职责明确程度	③=0.189①+0.559②+1.192④+0.461⑤+1.083⑥+2.714⑦+B	2	91.16%	0.842	<0.001
④ 评估标准的可落实程度	④=0.143①+0.388②+0.59③+0.319⑤+0.748⑥+1.885⑦+B	2	91.62%	0.822	<0.001
⑤ 妇女保健功能服务的公平程度	⑤=0.397①+1.084②+1.711③+2.404④+2.082⑥+5.145⑦+B	2	90.96%	0.869	<0.001

问题对应指标	主成分回归方程	取的成分数	累计贡献率(%)	决定系数 R^2	P 值
⑥ 准确识别妇女健康需要的程度	⑥＝0.152①＋0.399②＋0.633③＋0.888④＋0.328⑤＋1.882⑦＋B	2	93.16%	0.719	<0.001
⑦ 把控自然因素影响公众健康的程度	⑦＝0.073①＋0.185②＋0.292③＋0.411④＋0.149⑤＋0.344⑥＋B	2	91.12%	0.858	<0.001

注：主成分回归方程中每个指标变量的系数为该变量的偏回归系数。

（2）敏感性分析

如表 6-6 所示，在已构建的 7 个稳定的多元线性回归模型中，指标③"部门职责明确程度"对其他指标均为最敏感的影响因素，对其他六个指标的平均弹性系数为 1.595，即职责明确程度提升 1%，可带动其他六个指标平均提升 1.595%，具备较好的带动作用。其余六个指标的敏感性依次为：指标④"评估标准的可落实程度"（平均弹性系数 1.491），指标②"人力资源配置的适宜程度"（平均弹性系数 1.183），指标⑥"准确识别妇女健康需要的程度"（平均弹性系数 1.044），指标①"各方认可妇女保健价值的趋同程度"（平均弹性系数 0.796），指标⑤功能服务的公平程度（平均弹性系数 0.691）以及指标⑦"把控自然因素影响公众健康的程度"（平均弹性系数 0.144）。其中指标①、⑤与指标⑦的平均弹性系数小于 1，即提升 1%仅能带动其他指标平均提升不足 1%，提示带动能力较弱；而指标③"部门职责明确程度"对整体带动能力最强，提示以"明确部门职责"为突破口能够有效带动上海妇女保健薄弱环节的整体改善，与理论分析结果一致。

表 6-6　上海妇女保健体系主要薄弱环节之间的敏感性分析

因　变　量	对因变量的弹性系数							
	①	②	③	④	⑤	⑥	⑦	最敏感
① 各方认可妇女保健价值的趋同程度		0.063	0.139	0.077	0.023	0.092	0.003	③
② 人力资源配置的适宜程度	0.246		0.249	0.159	0.112	0.125	0.038	③

续　表

因　变　量	对因变量的弹性系数							
	①	②	③	④	⑤	⑥	⑦	最敏感
③ 部门职责明确程度	0.421	0.503		0.785	0.69	0.497	0.242	④
④ 评估标准的可落实程度	0.108	0.305	1.390		0.320	0.207	0.112	③
⑤ 妇女保健功能服务的公平程度	0.621	1.409	1.935	1.713		1.410	0.305	③
⑥ 准确识别妇女健康需要的程度	0.812	0.766	1.616	1.307	0.485		0.165	③
⑦ 把控自然因素影响公众健康的程度	2.365	4.051	5.243	4.906	2.516	3.931		③
小结：平均值	0.796	1.183	1.595	1.491	0.691	1.044	0.144	③

三、上海继续加强妇女保健体系建设的配套策略

(一) 以突破口带动妇女保健体系整体的改善效果模拟

　　一流的城市需要一流的公共卫生体系与之匹配。为分析上海妇女保健体系达到一流标准的可行性，本书基于 2000—2017 年 8 个要素和效果适宜程度值，利用时间序列分析方法模拟测算以"明确部门职责"为突破口下，上海妇女保健业务部门和支撑部门职责可落实程度改变后带来的妇女保健整体适宜程度改变的预期效果，进而估算上海完善妇女保健体系建设达到"适宜标准"的时间。

　　本书将按照以下 4 种情境进行预测模拟：① 自然演变——卫生系统内部、外部的职责均按照当前的趋势自然演变；② 仅卫生系统内部重视——重点对卫生系统内部的职责可落实程度产生影响；③ 政府高度重视——重点对系统外部的职责可落实程度产生影响；④ 健康优先氛围形成，各方均高度重视健康——卫生系统内部和外部的职责均发生改变。在拟合过程中，重点关注 2021 年（中国共产党建党 100 周年）、2030 年（《"健康中国 2030"规划纲要》《"健康上海 2030"规划纲要》的收官年份）、2035 年（基本实现社会主义现代化）和 2049 年（建国 100 周年）四个时间节点上海妇女保健体系是否已达成适宜标准。

　　1. 自然演变模拟

　　若无外界施加压力下，卫生系统内部、外部各方的职责可落实程度将按照

既往的趋势自然演变,在此趋势下体系的各要素也将按照既往的趋势自然演变。

就上海而言,按照自然趋势演变,其妇女保健体系的适宜程度在 2021 年、2030 年、2035 年、2049 年分别达到适宜标准的 90.2%、96.5%、99.6% 和 105.2%。因此,上海在 2036 年时妇女保健体系能够达到适宜标准,比北京早 6 年,比纽约早 55 年。

北京妇女保健体系的适宜程度在 2021 年时将达到适宜标准的 81.3%,在 2030 年时达到 89.8%,2035 年时达到 94.5%,2049 年时达到 105.1%。总体而言,自然演变下北京妇女保健体系在 2042 年时能够达到适宜标准。

由此可见,按照自然演变趋势上海妇女保健工作仍保持对北京的优势,但达到适宜标准均需要 20—25 年,所需时间较长。

表 6-7　自然演变趋势下北京、上海妇女保健体系适宜程度趋势预测

情　境	城市	不同年份适宜程度与适宜标准比值				达到适宜标准的年份
		2021 年	2030 年	2035 年	2049 年	
自然趋势	北京	81.3	89.8	94.5	105.1	2042
	上海	90.2	96.5	99.6	105.2	2036
	纽约	57.2	68.1	74.1	82.8	2091

2. 卫生系统内部重视下的趋势模拟

当仅有卫生系统内部重视时,能够带来系统内部职责的改善,进而推动关注公众健康需要的程度、功能服务健全程度、组织体系完善程度、管理运行完善程度、把握具体健康需要的水平、把控自然等影响公众健康的程度这六个要素适宜程度的提升;对于系统外部职责的明确程度未能带来影响,因此资源配置的适宜程度和社会环境的支撑程度将按自然趋势演变。

仅业务部门重视时,当各项配套措施落实到位后,纽约与北京妇女保健体系需经过至少 10 年方能达到适宜标准,而上海经过 6 年即达可到适宜标准,上海比北京早 4 年,比纽约早 5 年时间。与自然演变趋势相比,业务部门重视使北京、上海妇女保健体系达成适宜标准的时间缩短了 13—15 年,而纽约可缩短约 70 年。

表 6-8　仅业务部门重视下北京、上海妇女保健体系适宜程度的趋势预测

情　　境	城市	配套政策落实到位后适宜程度与适宜标准比值(%)							
		4年后	5年后	6年后	7年后	8年后	9年后	10年后	11年后
业务部门重视带来职责明确程度提升	北京	87.1	89.7	92.2	94.4	96.6	98.8	100.6	
	上海	97.1	99.7	102.3					
	纽约	72.3	76.6	81.0	85.4	89.7	93.7	97.4	100.8

3. 政府高度重视下的趋势模拟

若政府重视,除了带来系统内部职责可落实程度改变外,还能带来系统外部部门职责可落实程度提升,从而带来资源配置适宜程度和社会环境支撑程度的改变,从而更进一步推进体系的完善。

在卫生系统外部职责可落实基础上,还需要有相应的配套措施落实到位才能带来系列的效果,例如:在财力部门职责可落实基础上形成稳定的经费投入机制,明确政府的投入总量并确保稳定增长;通过制定合理的人员激励政策稳定和吸引高素质人才;各方逐渐形成良好的支持环境,加强常规工作的协调能力、理顺体系内部的管理运行机制等。

当政府重视时,依据支撑部门职责明确程度提升的幅度不同分别进行以下 2 种拟合:若提升至整体工作的平均水平,北京的妇女保健体系有望经过 9 年达到适宜标准,纽约有望经过 7 年达到适宜标准,而上海有望经过 5 年达到适宜标准;若进一步提升至业务部门平均水平,北京、纽约与上海的妇女保健体系分别有望经过 8 年、7 年及 4 年达到适宜标准。由此可见,与仅业务部门重视相比,政府重视可以使北京、纽约及上海妇女保健体系达到适宜标准的时间进一步缩短 2—3 年。

表 6-9　仅政府重视下北京、上海妇女保健体系适宜程度的趋势预测

情　　境	城市	配套政策落实到位后适宜程度与适宜标准比值(%)						
		3年后	4年后	5年后	6年后	7年后	8年后	9年后
支撑部门职责提升至整体平均水平	北京	85.7	88.8	91.9	94.9	97.6	99.9	102.1
	上海	95.6	98.8	102.0				
	纽约	88.7	91.5	94.4	97.3	100.0		

续　表

情　境	城市	配套政策落实到位后适宜程度与适宜标准比值(%)						
		3 年后	4 年后	5 年后	6 年后	7 年后	8 年后	9 年后
支撑部门职责提升至业务部门平均水平	北京	88.9	91.6	94.5	97.3	99.8	102.4	
	上海	99.1	102.5					
	纽约	91.5	94.1	96.8	99.5	102.3		

4. 健康优先氛围形成,各方持续重视下的趋势模拟

若能够有效落实健康优先战略,形成"健康优先"的氛围,妇女保健体系各方均持续重视,形成共同推进系统内部、外部职责落实的局面,其带来体系各要素适宜程度改善的效果将最明显,达成适宜标准所需的时间也将最短。

以前期总结的妇女保健工作和突发应急处置工作的职责演变趋势与改变效果作为干预标准:将系统内部的职责可落实程度进一步提升至适宜程度水平,对系统外部的职责可落实程度提升幅度按以下 3 种情况进行模拟:

当政府和业务部门均重视时,依据支撑部门职责明确程度提升的幅度不同分别进行以下 3 种拟合:若提升至整体工作平均水平,北京、上海与纽约妇女保健体系分别有望经过 6 年、3 年及 5 年达到适宜标准;若提升至业务部门平均水平,北京、上海与纽约分别有望经过 5 年、3 年及 5 年达到适宜标准;若进一步提升至适宜标准水平,北京、上海与纽约分别有望经过 5 年、3 年及 4 年达到适宜标准(表 6 - 10)。可见,政府和业务部门均重视下达到适宜标准所需的时间最短。

表 6 - 10　政府和业务部门均重视下北京、上海
妇女保健体系适宜程度的趋势预测

情　境	城市	配套政策落实到位后适宜程度与适宜标准比值(%)					
		1 年后	2 年后	3 年后	4 年后	5 年后	6 年后
支撑部门职责提升至整体平均水平	北京	81.3	86.1	90.9	95.5	98.8	102.0
	上海	91.1	96.0	101.0			
	纽约	84.6	89.1	93.6	97.6	101.1	

续　表

情　　　境	城市	配套政策落实到位后适宜程度与适宜标准比值(%)					
		1年后	2年后	3年后	4年后	5年后	6年后
支撑部门职责提升至业务部门水平	北京	82.4	88.4	92.6	96.6	100.2	
	上海	92.2	98.4				
	纽约	85.7	91.1	95.0	98.8	102.8	
支撑部门职责提升至适宜标准	北京	82.6	88.6	92.7	96.8	100.5	
	上海	92.4	98.7	103.6			
	纽约	86.2	91.8	96.0	100.2		

(二) 上海继续完善妇女保健体系的配套策略

在分析提出以"明确各方职责"推动上海妇女保健体系整体继续改善的战略思路,在优先明确部门职责的基础上,还应有如下配套策略,以切实实现上海继续完善妇女保健体系的目标。

1. 完善宏观环境对妇女保健体系的支持

(1) 明确各方职责贯彻"健康融入万策"理念

胡善联、吴凡等知名专家提出:"健康融入所有政策是建设'健康上海2030'的政策保障"[1],"是健康上海建设的主线,也是国内外健康促进工作的宝贵经验"[2]。因此,借助"健康优先"氛围形成之势,上海应通过政府牵头,优先划分相关部门在落实健康优先战略的职责分工,明确各自的任务,衍化相应的配套政策与措施,切实推动"健康融入万策"理念的贯彻与实施。尤其要确保人力、财力、政策保障、医保等强力支撑部门的职责分工清晰,改变当前业务部门、强力支撑部门等围绕健康战略落实职责不清晰、不可考核的状态(各方的明确程度均为0%)。在上述各项职责分工、配套政策与措施基本成熟的基础上,将其法制化,确保得到强制力保障,在国内形成引领健康优先战略落实的标杆。

---

① 胡善联.健康融入所有政策是建设"健康上海2030"的政策保障[J].上海预防医学,2018,30(1): 7-10.

② 吴凡.以人民健康为中心推进健康上海建设[J].上海预防医学,2018,30(1): 1-2.

（2）引导各方对妇女预防性保健工作的价值认同

在明确妇女健康目标的职责分工的基础上，还应重视引导各方对妇女预防性保健（简称"保健"）工作的价值认同，尤其要将"不生病、少生病"的健康导向贯彻到妇女保健体系的各个方面，确保各方目标一致，形成多方围绕妇女健康需要开展妇女保健工作的氛围，以缓解目前上海妇女保健工作仍存在的"保健"与"医疗"不均衡的现象。

政府需首先加强自身对妇女"保健"工作的价值认同，坚持妇女保健"关口前移"的理念，引导相关部门、专业机构和公众积极投入到妇女保健行动中，加强妇女各个生理时期健康知识和理念的宣传，提高妇女健康意识与素养，推广全民健康生活方式（当前平均水平仅为 22.1%）。

2. 优化妇女保健体系结构提升体系能力

（1）加强保健投入，稳定保健人才队伍

首先，应在财力投入中加强对妇女"保健"服务的重视。在形成对妇女保健价值共同认同氛围的基础上，政府应加强重视妇女保健专业机构以及提供基层妇女保健服务的机构在保健服务提供中的主体作用，完善政府主导稳定增长的筹资补偿机制。在维持现有服务项目与水平的基础上，充分考虑外来流动人口的妇女保健需要，加大投入力度保障专业机构核心职能和主要工作，减少其为维系日常运行的营利行为。同时，针对公立医院，建议在探索组合支付方式改革的过程中，进一步强化"总量控制"前提，将医保总量控制扩展为卫生费用总量控制，通过筹资方式转变引导医疗机构加强对妇女"保健"工作的重视。此外，扩大医疗保险对"妇女预防保健服务"的覆盖范围，引导公众就医时主动选择保健服务的积极性。

其次，提升保健人才收入水平，稳定一支能力胜任的专业队伍。首先，需营造稳定高水平妇女保健人才的政策环境，制定与妇女保健重要地位相匹配的收入政策，体现妇女保健工作的经济与社会价值，增强妇女保健对高素质人才的吸引力。其次，在妇女保健人员社会地位、经济地位得到保障的基础上，打破目前带有"大锅饭"色彩的绩效工资制度，建议政府给予专业机构适当的自主权，建立基于个人工作绩效的收入分配制度，将收入与知识和技能、岗位职责、工作负荷、职业风险等要素挂钩，对关键岗位、业务骨干和突出贡献的人才适度倾斜，体现"多劳多得、优绩优酬"。最后，完善岗位设置，建立人才准入与培养制度。在明确岗位职责的基础上,进一步明确岗位对应人员的学历、专业、资历等准入要求,并建立规范的专业技能培训和骨干人才培养等制度,确保人员职业发展的可持续性。

(2) 继续加强内部管理,巩固已有成绩

近十年,上海卫生系统一贯保持对妇女保健尤其是孕产妇保健的高度重视,建立了完善的妇女保健的三级网络,围绕"危重孕产妇抢救中心"构建了危重孕产妇抢救安全网络,在全市范围内开展孕产妇系统保健项目,率先建立的妊娠风险监测评估分类管理体系,并一直重视以责任机制保障孕产妇保健体系内部的有效运行。可以说,上海孕产妇保健所取得的成绩,很大程度上得益于上海卫生系统内部对孕产妇保健管理的高度重视以及随之带来的管理模式的创新。

因此,要实现"保持妇女健康的国际水准"的目标,首先仍需要卫生系统继续保持对妇女保健的高度重视,秉持"关口前移"的理念,在维持现有管理模式与管理力度的同时,继续加强妇女保健管理模式创新,巩固孕产妇保健已取得的成绩。

(3) 制度化保障支撑部门妇女保健工作落实

WHO《妇女、儿童和青少年健康全球战略》中指出"妇女健康领域取得的成就有约半数来自卫生部门以外的投入,包括教育、营养、水、环境、社会保障、劳动等领域的干预措施和政策"。由此可见,在维持卫生系统内部管理的基础上,还需要采取措施保障卫生系统以外其他支撑部门的妇女保健职责落实。

明确支撑部门妇女保健职责。在"健康优先"氛围下,围绕常规工作开展,政府需牵头统筹、明确各个部门的职责、分工与具体任务,细化工作流程、任务数量和质量要求,明确过程、结果的评估标准与考核指标,建立完善的责任追究制度等,并据此督促考核各部门的职责落实状况,尤其是确保关键支撑部门、其他支撑部门的职责清晰、可考核,切实解决"支撑部门职责不清晰、不可考"的问题。在国内、在妇女保健领域率先成为精细化管理、责任化落实的标杆。

明确考核主体加强支撑部门的监控。支撑部门妇女保健工作的落实,应有明确的考核主体施以过程和结果的监督控制。在支撑部门职责明确的基础上,两地政府应考虑在已建立的妇女保健组织体系中赋予某一方监控支撑部门妇女保健工作落实情况的权力,如考虑扩大卫生行政部门监控范围,或赋予其他组织监控职责等。

将支撑部门妇女保健工作纳入评估体系。针对支撑部门的妇女保健职责,两地应建立过程和结果的评估指标,如妇女保健经费拨付及时率等。并考虑将指标列入支撑部门的评估体系,以此发挥评估指标的导向作用,加强支撑部门对妇女保健工作及妇女健康的重视。

针对妇女保健工作建立有效的问责机制。联合国已将问责机制作为"可持续发展目标"实施的重要议程[①]。据此,在完善监控与评估的基础上,两地政府可以考虑建立针对妇女保健工作的问责机制(不仅限于孕产妇死亡),并将问责机制扩大到支撑部门。根据绩效评估结果,对支撑部门妇女保健工作建立相应问责机制,能够进一步推动妇女保健工作质量的改善。

3. 加强信息利用,提升服务公平性

(1) 建立全周期妇女健康信息的发布机制

在有效识别妇女疾病本底状况、预测相关疾病变化趋势的基础上,应由政府授权业务主管部门或专业公共卫生机构,制定妇女健康信息的定期发布制度,形成妇女健康敏感指标信息的权威发布平台,可参照 GDP 或三大健康指标的信息发布形式,如每年定期发布妇女保健领域健康社会、健康人群、健康服务、健康环境等相关的健康结果指标等信息,使妇女全体真正享有知情权,并能够及时知晓相关疾病的变化与应对策略。尤其应加强育龄期、更年期妇女健康信息的规律发布。虽然孕产妇死亡率等孕产期保健的健康结果指标已做到规律发布,但育龄期保健的健康信息发布仍存在较大不足,如不孕率、过早怀孕率等重要指标仍未见公布

(2) 打破健康信息孤岛,加强信息的利用

面对"信息孤岛"仍然存在的现实,上海应按照《"健康上海"2030 规划纲要》的要求,"建立妇女健康数据统一归口和共享机制",打通各信息系统互相之间的"鸿沟",使得信息在不同信息系统间能充分流动,保证各部门间信息的互联互通。同时,建立多部门联合的信息利用和报告发布制度,确保各类机构部门能够共同利用监测信息。此外,上海应在已有信息系统的基础上,更加注重各类信息的快速分析和实时利用,基于信息监测来精准研判影响妇女健康的疾病及其危害因素,及时对疾病和风险因素的变化及趋势进行预测预警,基于此开展相应的干预工作,并对干预工作的效果进行实时评估,从而建立和完善具有监测、预警和防控健康风险因素的完整体系,真正将监测收集到的信息转化为支撑把握妇

---

① Ten H P, Martin H A, Nove A, et al. Using advocacy and data to strengthen political accountability in maternal and newborn health in Africa [J]. International Journal of Gynecology & Obstetrics,2016,135(3):358-364.

女健康风险因素的信息资源。

（3）改善重点人群的妇女保健服务公平性

在妇女保健服务项目基本全覆盖的基础上，需重点确保郊区人群、流动人口等提高妇女保健服务的利用率：首先针对服务利用率较低的人群开展形式多样的妇女保健宣传教育活动，转变其生育观和健康观；其次，建立流动人口孕产妇管理网络；改革经费投入方式，使更多的流动人口接受经济、有效的妇女保健服务[1][2]，从而提高服务提供的公平性，更好地体现公共卫生致力于促进健康公平的宗旨。

四、本章小结

（一）上海妇女保健体系的主要优势与待完善之处

综合比较分析结果，结合专家论证，本书得到目前上海妇女保健体系建设的9项主要优势与8项主要薄弱环节。

其中主要优势包括：在宏观环境上，① 政府关注并重视妇女健康需要，② 妇女健康的法律体系较为健全，③ 妇女保健体系组织架构已基本完备，④ 统筹各方的协调机制运转良好，⑤ 监管机制在内容上广泛覆盖，⑥ 计划与评估以健康需要为导向，⑦ 业务部门的激励机制逐步建立，⑧ 全面开展健康导向的妇女保健服务，⑨ 关键指标已达到国际领先水平。

主要薄弱环节包括：① 健康战略落实仍缺乏明确分工，② "保健"工作的价值仍未形成趋同认识。③ 收入不足仍影响保健人员稳定，④ 支撑部门的妇女保健职责仍未明确，⑤ 管理机制落实仍缺乏考核评估，⑥ 妇女保健服务的公平性仍有待提升，⑦ 妇女健康信息发布缺乏连续，⑧ 把握健康风险因素的能力较弱。

（二）改善上海妇女保健体系的突破口及作用机制

从上述分析的薄弱环境入手优先补齐短板应是上海进一步完善妇女保健体

---

① 高轶，徐飚，胡花，等.非户籍妇女孕产期保健服务利用影响因素的定性研究[J].中国妇幼保健，2008，23（26）：3741-3743.

② 刘冰，张晓萍，杨柳.流动人口妇幼保健现状及对策的探讨[J].中国妇幼保健，2008，23（21）：2926-2927.

系建设的重点方向。薄弱环节之间存在复杂的相互影响,本书运用"卫生系统宏观模型"中子模与子模的关系分析上海各不足之处之间的影响关系,并对针对每个薄弱环节进行了归因分析,发现在"支撑部门职责不清晰、难以考核"及其衍生出的问题,是其他薄弱环节的共同根源,对妇女保健体系影响最大,这是上海继续完善妇女保健体系的突破口。

运用"卫生系统宏观模型"原理进行分析,在健康优先战略发布的背景下,优先"明确各方职责",首先能够有效促进健康优先战略的落实,促进各方协同支持妇女保健工作的氛围形成。通过外部子模对内部结构子模的直接影响,可以推动人力资源的合理配置,加强部门协调统一,并促各项进管理机制的有效落实。进而通过结构子模对服务过程的影响,提升妇女保健服务的质量与公平性,促进上海对妇女健康需要识别以及对妇女健康风险因素的把控。过程决定结果,服务能力的提升可以促进妇女健康结果的整体改善。最后健康结果影响了妇女的健康需要,会反向影响宏观环境,进一步推动各方重视支持妇女保健工作,最终形成相互促进的闭环,推动妇女保健体系的整体改进。

在以上理论分析的基础上,本书首先运用相关分析与单因素回归分析量化验证了薄弱环节之间的作用关系,结果显示各薄弱环节之间存在较强的正相关性,相互促进作用得到验证。进一步,研究运用主成分回归的方法构建多元回归模型计算了薄弱环节之间的弹性系数,以反映薄弱环节提升带动其他薄弱环节提升的敏感性。模型构建结果显示,构建的回归模型具有较强稳定性与解释程度,弹性系数预测能力有保证。敏感性分析结果显示,"明确部门职责"对其他六个薄弱环节带动作用的敏感性最优,其提升 1% 约可以带动其他薄弱环节提升1.5% 以上,作为上海妇女保健体系建设改善的突破口具有较强的带动作用。因此,以"明确部门职责"为突破口,应可以有效推动妇女保健体系的整体改善。

(三) 以明确职责为突破口完善妇女保健体系建设的效果模拟及配套策略

1. 以突破口带动妇女保健体系整体的改善效果模拟

基于 2000—2017 年 8 个要素和效果适宜程度值,本书利用时间序列分析方法模拟测算以"明确部门职责"为突破口下,上海妇女保健业务部门和支撑部门职责可落实程度改变后带来的妇女保健整体适宜程度改变的预期效果,进而估算上海完善妇女保健体系建设达到国际一流标准的时间。

经模拟估计，① 不加干预的情况下，按照自然趋势演变，上海妇女保健体系的适宜程度在 2036 年时能够达到适宜标准，比北京早 6 年，比纽约早 55 年。② 仅业务部门重视时，当各项配套措施落实到位后，纽约与北京妇女保健体系需经过至少 10 年方能达到适宜标准，而上海经过 6 年即可达到适宜标准，上海比北京早 4 年，比纽约早 5 年时间。③ 政府重视时，依据支撑部门职责明确程度提升的幅度不同分别进行以下 2 种拟合：若提升至整体工作的平均水平，上海有望经过 5 年达到适宜标准；若进一步提升至业务部门平均水平上海的妇女保健体系有望 4 年达到适宜标准。④ 健康优先氛围形成，各方持续重视下，上海有望经过 3 年即达到适宜标准。可见，落实健康战略，形成健康优先的氛围后，以明确职责为突破口，上海妇女保健体系达到适宜标准所需的时间最短。

2. 上海继续完善妇女保健体系的配套策略

在以优先明确部门职责为突破口的基础上，本书还研制了基于突破口改善的配套策略，以切实实现上海继续完善妇女保健体系的目标。

首先，在宏观环境层面，应优先明确各方职责形成积极落实健康优先战略的氛围，贯彻"健康融入万策"的理念，有效推动健康优先战略落实；在此基础上，引导各方形成"尊重公共卫生、参与公共卫生"的氛围，并强调贯彻"不生病、少生病"的健康导向，以此推动各方对妇女保健工作价值的认同。

其次，在结构层面，第一，以保健与临床相结合为导向，加强对提供保健服务的妇女保健机构以及基层卫生机构的投入，制度化保障妇女保健经费投入适宜与稳定增长。在此基础上提升妇女保健人员收入水平，以此为基础吸引并稳定一支专业胜任、激励有效的妇女保健人才队伍。第二，要继续加强卫生系统内部的管理，巩固现有成绩，在此基础上明确支撑部门职责，以制度化保障支撑部门妇女保健工作的落实。重点明确考核主体加强支撑部门的监控，将支撑部门妇女保健工作纳入评估体系；并针对妇女保健工作建立有效的问责机制。

在过程层面，在优化结构的基础上，重点改善重点人群的妇女保健服务公平性，建立全周期妇女健康信息的发布机制，并重点提升对妇女健康风险因素的把控能力。

上海妇女保健体系建设已取得系列进展，健康结果处于国际领先行列。然而，随着城市发展与人们生活方式的转变，妇女的健康问题也在逐步发生变化，如少女早孕问题、育龄妇女不孕不育问题、老年妇女健康养老问题等已逐渐突出，这些挑战无疑对大城市妇女保健体系的建设提出更高的要求。为此，本章在总结前文的基础上，对上海妇女保健体系进一步完善提出了建议与展望。

一、上海妇女保健体系取得令人瞩目的成绩

本书结果显示，上海妇女保健体系在整体上提升明显，整体理论适宜程度较 2000 年提升 62.6%，达到了适宜标准的 60.7%，比北京高 16.5%，比纽约高 12.8%。从健康结果看，妇女保健关键健康指标孕产妇死亡率在进入 21 世纪后持续降低，至 2017 年，上海地区孕产妇死亡率已低至 $3.0/10^5$，目前已处于发达国家先进水平[1]。可以说，目前上海妇女保健体系已取得令人瞩目的成绩。上海目前所取得的成绩受到了国内外的高度认可，如 2014 年 5 月份，联合国秘书长潘基文在上海参加亚信峰会期间，高度赞扬了上海在保障妇女儿童健康权益、提供均等化服务方面做出的成绩。

上海妇女保健工作所取得的成绩得益于上海对妇女保健体系建设的重视。为支持上海公共卫生体系建设，上海在第一轮第二轮"加强公共卫生体系建设三年行动计划中"总计投入经费近 70 亿元[2]。尤其在第二轮三年行动计划期间

---

① 朱丽萍，华嘉增.上海市母婴安全实践与成效[J].上海预防医学，2019(01)：1-2.
② 王磐石，李善国，吕军，等.上海市公共卫生体系建设发展现状与展望[J].中华医院管理杂志，2011,27(7).

(2007—2009 年),上海重点加强了对妇女保健体系的建设。加强了孕产期保健制度建设,先后发布了《上海市产科质量管理工作要求》(沪卫疾妇〔2007〕1 号)、《关于在本市部分市级医疗机构建立"上海市危重孕产妇会诊抢救中心"的通知》(沪卫疾妇〔2007〕75 号)、《上海市危重孕产妇会诊、转诊工作原则与处置流程》[①]等一系列促进孕产妇保健的政策文件。同时加强了对妇女保健工作的投入,如李芬等学者的一项研究显示,上海妇幼保健机构财政补助总支出的比例达到67.0%;而上海妇幼保健机构人员经费占人员支出比例持续增长,2007 年该比例为63.7%,2011 年已经能完全补足[②]。上海对妇女保健体系建设的这种重视也最终促进了孕产妇死亡率的显著降低,2000—2005 年上海孕产妇死亡率维持在 $10/10^5$ 上下波动,2006—2010 年上海孕产妇死亡率连续 5 年持续降低,至 2010 年低至 $5.3/10^5$。

二、上海妇女保健组织协调与管理优势显著

本书系统地比较了上海妇女保健体系建设与同类城市(北京与纽约)的差异,研究结果显示了上海在体系的多个方面具有比较优势。其中,上海妇女保健体系在组织协调与管理方面的优势较为显著。

(一)上海妇女保健的组织协调优势明显

本书初步量化显示,上海组织体系完善程度已达适宜标准的 76.0%,分别比北京与纽约高 27.5% 与 27.8%。上海建立了覆盖 34 个相关部门机构的"公共卫生联席会议制度",推动妇女保健在全市范围内的协调统一[③];并围绕"危重孕产妇抢救中心"构建了危重产妇抢救网络,解决了以往长期存在的危重孕产妇会诊

① 上海市卫生计生委.上海市危重孕产妇会诊、转诊工作原则与处置流程[EB/OL].(2008 - 04 - 07)[2019 - 07 - 15].http://www.wsjsw.gov.cn/wsj/n429/n432/n1487/n1511/u1ai82618.html

② 李芬,金春林,王力男,等.2002—2011 年上海市公共卫生机构经济运行状况分析[J].中国卫生经济,2012,31(12):46 - 48.

③ 郝模,李程跃,于明珠,等.新时代公共卫生体系的思考与研究[J].上海预防医学,2017,29(12):905 - 909.

难、转院难的社会难题,有效提高抢救成功率[①]。有研究统计表明,2007 年危重孕产妇抢救成功率达 93.7%,2008 年为 95.3%[②],2009 年为 96.1%[③]。而纽约在孕产妇保健的协调上仍存在较大问题,未见针对孕产妇保健形成明确的协调机制。2018 年纽约孕产妇死亡峰会上,专家学者就对如何解决纽约"孕产妇保健服务'碎片化'"的问题展开了专题讨论,这也佐证了纽约孕产妇保健在协调上的不足。

上海妇女保健体系在组织协调上取得的优势,很大程度来源于上海对妇女保健管理模式的创新。在实施《上海市加强公共卫生体系建设三年行动计划(2007—2009)》期间,上海市卫生系统以妇幼保健项目为抓手,努力创新管理机制,加强各部门机构之间沟通与协作,妇幼保健三级网络的工作效能和整体水平得到了全面提升。如在 2009 年,上海创新性地把人群健康风险评估的理念首次应用于孕产妇群体保健,并将此与世卫组织产前保健模式中对所有孕产妇进行风险初筛与分类管理的理念有机结合,首创上海市孕产妇风险筛查与评估精细化管理模式[④]。花静等学者对该模式的管理效果评估显示,上海市妊娠风险预警评估管理工作对于提高母婴安全具有一定效果,可有效降低早产发生率等风险[⑤]的发生。目前该模式已被国家采纳并进行了广泛推行,2017 年国家卫计委发布了《孕产妇妊娠风险评估与管理工作规范》,强调了风险管理对母婴安全管理的重要性。

(二)上海妇女保健体系重视责任化管理

本书初步量化显示,上海管理运行机制的完善程度已达适宜标准的 68.1%,分别比北京与纽约高 25.5% 与 35.2%。具体看,上海孕产期保健体系业务部门的职责明确程度已达到 100%,监管机制可行程度达到 75%,业务部门激励机制

---

① 李华萍,黄亚绢,顾京红,等.危重孕产妇抢救管理临床模式研究[J].中国妇幼保健,2011(27):4170-4172.
② 朱丽萍,秦敏,杜莉.上海市产科质量管理督导评估的创新实践[J].中国妇幼保健,2011,26(10):1453-1454.
③ 朱丽萍,董海燕,秦敏,等.上海市孕产妇死亡管理及成效[J].中国妇幼保健,2010,25(12):1607-1608.
④ 王磐石.妊娠风险评估与干预案例评析[M].北京:科学出版社,2014:39.
⑤ 花静,朱丽萍,秦敏,等.上海市助产医疗机构妊娠风险评估管理效果[J].中国妇幼健康研究,2014(4):574-576.

覆盖程度达到 72.5%，提示在卫生系统高度重视下，上海妇女保健逐步加强由粗放型管理模式向责任型管理模式转变，在明确卫生系统内部职责的前提下，强调服务的考核与问责。有效的责任化管理，是上海妇女保健取得成绩的重要保障。

上海注重对妇女保健工作过程和结果的监管，贯彻产科危重救治分级与责任链管理，并建立了孕产妇死亡评审和问责制度，将孕产妇死亡结果与相关负责人绩效直接挂钩。在纽约，卫生与精神健康部也承担了审查和监督医疗机构服务质量的职责。但就孕产妇死亡而言，纽约并未建立明确的政府问责机制，只是强制要求提供接产服务的医疗机构必须公开孕产妇死亡相关数据，通过市场选择的方式进行干预。持续监测并对不履行职责进行相应问责，对妇女保健体系有效运行至关重要，千年发展目标（MDGs）签署以后，如何建立有效的问责机制促进孕产妇死亡率降低已成为联合国和国际社会的重要议题①。

在政府的重视下，上海妇女保健逐步加强由粗放型管理模式向责任型管理模式转变。在《关于进一步做好提高婚前保健咨询和医学检查、降低孕产妇和婴儿死亡率工作的通知》（沪卫疾控〔2006〕39 号）中，将降低孕产妇死亡率明确为卫生行政部门的职责，并纳入绩效考核指标体系。同时明确保障妇女儿童健康，降低孕产妇和婴儿死亡率是各级政府的职责，并将其纳入各级政府绩效考核指标体系。同时建立了较为健全的产科质量控制机制，从每个医院都设立产科安全办公室的院内质控、辖区妇幼保健机构的区级质控、到市级产科质控中心的市级"飞行"质控，客观了解和评估助产医疗机构服务现状，并在评估同时给予现场指导，规范有序的分级管理与密切整合联动的工作质控机制为母婴安全过程管理奠定了坚实的基础。

（三）协调与管理改善推动服务提升

根据卫生系统宏观模型的逻辑②③，体系的组织与管理的改善能够推动服务过程的改进。上海妇女保健体系在组织协调与管理运行方面的优势，有效促进

① Ten H P, Martin H A, Nove A, et al. Using advocacy and data to strengthen political accountability in maternal and newborn health in Africa [J]. International Journal of Gynecology & Obstetrics, 2016, 135(3): 358 - 364.

② Avi Yacar Ellencweig. Analyzing Health Systems: a modular approach[M]. London: Oxford University Press, 1992: 86.

③ 郝模.卫生政策学[M].北京：人民卫生出版社，2005：49.

了上海妇女保健服务在服务种类、质量以及公平性等方面的提升。在服务种类上，从育龄期到孕产期再到更年期，目前上海妇女保健服务全面覆盖了妇女全周期的健康问题，如上海市基本公共卫生服务与国家要求相比增加了计划生育保健、孕前保健、妇女常见病防治以及更老年保健等。在服务质量上，上海已建立较完善的考核评估机制保证了服务的质和量。一项针对我国妇幼保健服务开展质量的评估研究显示，上海在妇幼保健服务质量上处于我国领先水平[①]。此外，上海一直致力于提升妇女保健服务的公平性。2009年，上海在全市范围实施"全覆盖孕产妇保健系统管理项目"，将孕产妇系统保健覆盖至包括户籍人口、常住人口和流动人口在内的全人群，体现了基本公共卫生医疗服务的公平性。陆勇等研究者通过对照研究，肯定了上海在妇女保健公平性方面所取得的成绩[②]。

三、上海妇女保健体系完善的重点方向

尽管上海妇女保健体系已取得令人瞩目的成绩，但目前上海妇女保健体系建设仍然存在一些问题需要继续完善。研究结果显示，在宏观层面，配套政策不完善，职责不明确，健康战略仍未具落实条件；各方对保障妇女健康的"保健"工作的价值仍未形成共同认识，多方支持妇女保健工作的氛围仍未形成。这也导致，在结构层面，从事妇女保健工作的人员收入水平与其工作重要性仍不能匹配，妇女保健机构以及基层卫生服务机构仍存在人员数量、结构和能力等方面的不足，如何吸引并稳定妇女保健人才队伍仍亟待解决。同时，现有的妇女保健责任监管，对卫生以外部门的约束力也仍有不足，支撑部门未见明确的职责分工，职责落实也缺乏考核评估，这必然影响妇女保健体系的资源、教育、宣传等重要支撑的有效落实。以上问题直接影响服务的过程，导致上海仍面临妇女保健服务公平性不足，妇女健康信息发布不连续，健康风险预警不足等问题。而要解决这些问题，上海仍需要从三方面重点完善。

---

① 鞠磊,卢月,张寒,等.我国妇幼保健服务开展现状及质量评估[J].中国妇幼保健,2019,34(04)：726-730.

② 陆勇,黄勤瑾,梁敏红,等.社区流动人口孕产妇全覆盖管理模式的实施效果分析[J].中国初级卫生保健,2012,26(9)：62-64.

（一）优化保健临床结合导向的资源投入与筹资模式

妇女保健的功能和任务决定了保健和临床结合的重要性[①]。既有研究表明,绝大多数的孕产妇死亡都是可以预防的[②③],上海也一直致力于在产妇安全领域探索保健与临床结合的模式,如通过三级保健网络互动,进行妊娠风险预警评估与分级分类管理,提高了管理的效率和效能[④]。但本文分析结果显示,上海妇女保健体系在结构上仍然存在保健与临床不均衡的问题,这恐会带来保健服务在供给与需求上的问题,影响服务提供过程中保健与临床的有效结合。

首先,资源配置上的不足会影响上海妇女保健服务的供给。本书研究显示,在资源配置上,目前上海对妇女保健机构以及基层卫生服务机构的财力投入仍然不能有效满足工作开展的需要,从事保健工作人员的收入与医院仍有较大差距,妇女保健人员仍存在数量不足,年龄学历结构不合理等现象。其他研究也佐证了上海在妇女保健的资源供给上的不足,如金春林等学者的研究指出,按机构法测算,医院占比远高于公共卫生机构与基层卫生机构,且医院占比呈上升趋势,而基层医疗卫生机构与公共卫生机构以及其他机构的费用占比呈下降趋势[⑤]。唐琴等研究发现,目前区级妇女保健所职工总数仍处于较低水平,医护人员经常性加班,而社区问题更加突出[⑥]。这种投入的不足可能限制既有模式中保健工作的供给,影响保健与临床的有效结合。如朱丽萍等学者在研究中发现,高危产妇救治转诊存在的主要问题是对妊娠期高危风险宣教不到位,产妇及家属重视不足,转诊后未落实随访或督促其尽早就诊等而造成延误等。

---

① 宋世琴,张运平,刘彦.保健与临床结合 促进妇幼保健机构发展[J].中国妇幼保健,2007(31):4361-4362.

② Berg CJ, Atrash HK, Koonin LM, et al. Pregnancy-related mortality in the United States, 1987-1990[J]. Obstet Gynecol, 1996, 88(2): 161-167.

③ Nannini A, Weiss J, Goldstein R, et al. Pregnancy-associated mortality at the end of the twentieth century: Massachusetts, 1990-1999[J]. Journal of the American Medical Women's Association (1972), 2002, 57(3): 140-143.

④ 刘冰,毛红芳,国献丽,等.上海市嘉定区重点孕妇高危因素顺位变化特点及原因分析[J].上海预防医学,2016,28(12):891-893.

⑤ 金春林,王常颖,王力男,等.2014年上海市卫生总费用核算研究[J].中国卫生经济,2016,35(8):49-54.

⑥ 唐琴,陈风华,王颖丽,等.2010年上海市杨浦区社区妇幼保健人力资源状况分析[J].上海医药,2012,33(10):19-21.

其次,上海医疗保险对预防性保健服务纳入不足会一定程度影响公众对保健服务的需求。上海目前的卫生筹资是以社会保障为主的,医疗保险的保障范围对公众就医行为具有较强的导向作用。上海先后出台《上海市城镇生育保险办法》《关于贯彻实施〈社会保险法〉调整本市现行有关生育保险政策的通知》《上海市人民政府关于贯彻实施〈女职工劳动保护特别规定〉调整本市女职工生育保险待遇有关规定的通知》等规范性文件,对妇女享受育龄期、孕产期保健中产生的医疗费用补偿等作出了相应规定,但主要通过定额补贴形式实现,仅能作为医疗保险的补充;而孕产检等预防性服务仍未纳入医保报销范围。对预防性保健服务纳入不足,不利于引导公众对妇女保健服务的重视,这在需求端影响了保健服务的开展与利用。医疗机构收费结算方式也产生一定影响,目前公立医院的收费结算方式分别以按项目收费和按病种收费为主,均有诱导医院更多依赖患者"多生病、生大病"来增加营收,偏离"少生病、不生病"目标导向的风险。按项目收费可能存在"医生点菜、病人买单"的现象,导致费用高涨[1];按病种收费可能导致病种设置繁杂、优先选择轻症导致后续治疗成本上升等问题[2]。

解决这些结构层面的问题,需要宏观环境的支持。因此,上海政府仍需加强自身对妇女"保健"工作的价值认同,坚持妇女保健"关口前移"的理念,引导相关部门、专业机构和公众积极投入到妇女的保健行动中。在形成对妇女保健价值认同氛围的基础上,重视妇女保健专业机构以及提供基层妇女保健服务的机构在保健服务提供中的主体作用,完善政府主导稳定增长的筹资补偿机制,进而提升保健人才收入水平,吸引并稳定一支能力胜任的妇女保健人才队伍。同时,加强医保对妇女的预防性保健服务的纳入,并做好妇女保健服务的宣传工作,引导公众提升对妇女保健服务的重视与利用。

(二) 明确职责推动卫生以外部门共同参与妇女保健工作

加强妇女保健财力投入,稳定人才队伍需要财力、人力保障部门共同参与,调整筹资模式需要政策保障部门予以政策保障,而宣传引导公众重视参与保健

---

[1] 魏颖,赵竹岩.卫生改革与发展要主动适应市场经济体制[J].中国卫生经济,1996(1):5-11.

[2] 苗硕.关于完善我国公立医院补偿机制的理论与实证研究[D].北京:财政部财政科学研究所,2013.

活动则需要教育、宣传以及福利等部门的协作。这就要求上海形成跨系统、多部门协同参与妇女保健的工作机制，妇女保健的支撑部门有效落实其妇女保健职责。世卫组织在其《妇女、儿童和青少年健康全球战略》中强调"妇女健康领域取得的成就有约半数来自卫生部门以外的投入，包括教育、营养、水、环境、社会保障、劳动……等领域的干预措施和政策"。然而本书研究结果显示，上海妇女保健体系支撑部门的妇女保健职责仍不明确且缺乏考核评估，多方共同支持妇女保健工作的氛围不具备形成的条件。支撑部门职责不明确，以及由此引起的诸多问题，如妇女保健人员收入与地位不匹配，妇女保健经费投入增长不稳定，服务公平性仍待提高等，仍是目前上海妇女保健体系与适宜标准的最主要差距。

有效推动卫生以外部门的妇女保健投入，建立跨系统、多部门协同参与的妇女保健工作的机制，仅凭卫生部门是无能为力的，需要政府牵头方有实现的可能。目前国家提出"健康融入万策"的口号，这正是全面推动卫生系统外部重视并有效开展妇女保健工作的契机。胡善联、吴凡等知名专家提出："健康融入所有政策是建设'健康上海2030'的政策保障"，"是健康上海建设的主线，也是国内外健康促进工作的宝贵经验"。若能秉持"健康融入万策"的理念，围绕健康优先战略配套各方落实健康优先的政策，明确各方职责，从政策与制度上推动卫生及其他相关部门的职责落实，形成多方共同支持妇女保健工作的氛围，应能够有效促进妇女保健体系的整体改善。

（三）坚持卫生系统内高度重视并不断提升工作水平

近十年，上海卫生系统一贯保持对妇女保健尤其是孕产妇保健的高度重视，建立了完善的妇女保健的三级网络，围绕"危重孕产妇抢救中心"构建了危重孕产妇抢救安全网络，在全市范围内开展孕产妇系统保健项目，率先建立的妊娠风险监测评估分类管理体系，并一直重视以责任机制保障孕产妇保健体系内部的有效运行。可以说，上海孕产妇保健所取得的成绩，很大程度上得益于上海卫生系统内部对孕产妇保健管理的高度重视以及随之带来的管理模式的创新。

但随着外来流动孕产妇的增加，妇女保健工作仍面临巨大压力，妇女保健服务的公平性仍有待提升。因此，要实现"保持妇女健康的国际水准"的目标，建成适宜标准的妇女保健体系，需要卫生系统继续保持对妇女保健的高度重视，秉持"关口前移"的理念，在维持现有管理模式与管理力度的同时，继续加强妇女保健管理模式创新,巩固孕产妇保健已取得的成绩。上海妇女保健中心的研究者在总结上海母婴安全的实践与成效时也表达了相同观点:上海的母婴安全仍然面临着挑战,受"二胎"政策影响,高龄高危产妇数量呈增多趋势,这就要求进一步提高妊娠风险的精细化管理,进一步完善危重孕产妇网络平台的建设。

参考文献

Reference

1. 程怡民,王潇滟,吕岩红,等.三城市未婚青少年重复人工流产影响因素研究[J].中华流行病学杂志,2006,27(8)：669－672.

2. 傅华.以"大卫生大健康观"来建设现代公共卫生体系[J].上海预防医学,2017,29(10)：750－753.

3. 胡善联.健康融入所有政策是建设"健康上海2030"的政策保障[J].上海预防医学,2018,30(1)：7－10.

4. 贾万梁,朱丽萍.妇幼卫生服务体系建设的研究与实践[J].中国妇幼保健,2007(21)：2894－2897.

5. 金春林,王常颖,王力男,等.2014年上海市卫生总费用核算研究[J].中国卫生经济,2016,35(8)：49－54.

6. 荆丽梅,金春林,丁汉升,等.上海市公共卫生机构收入与支出分析[J].中国卫生政策研究,2010,3(1)：10－14.

7. 鞠磊,卢月,张寒,等.我国妇幼保健服务开展现状及质量评估[J].中国妇幼保健,2019,34(04)：726－730.

8. 刘冰,张晓萍,杨柳.流动人口妇幼保健现状及对策的探讨[J].中国妇幼保健,2008,23(21)：2926－2927.

9. 刘筱娴.妇幼卫生信息管理学[M].北京：科学出版社,2001.

10. 吕军.我国妇幼卫生领域关键问题界定与策略研究[D].上海：复旦大学,2005.

11. 苗丽静.公共事业管理新论[M].北京：清华大学出版社,2014.

12. 邱东.多指标综合评估方法的系统分析[M].北京：中国统计出版社,1991.

13. 田文华,梁鸿.卫生投入与卫生事业发展：从社会效率与目标考察[J].社会科学,2002(1)：50－54.

14. 王磐石,李善国,吕军,等.上海市公共卫生体系建设发展现状与展望[J].中华医院管理杂志,2011,27(7)：545－548.

15. 王磐石.妊娠风险评估与干预案例评析[M].北京：科学出版社,2014.

16. 吴凡.以人民健康为中心推进健康上海建设[J].上海预防医学,2018,30(1)：1－2

17. 许一.目标管理理论述评[J].外国经济与管理,2006,28(09)：1－7.

18. 姚楠,王芳,刘晓曦,等.国外妇幼卫生服务体系的现状与启示[J].中国初级卫生保健,2013,27(06)：34－36.

19. 张亮,胡志.卫生事业管理学[M].北京：人民卫生出版社.2013.

20. 张鹏,高尔生,楼超华.上海市未婚青少年非意愿妊娠行为分析[J].中国学校卫生,2013,34(1)：24－25.

21. 朱丽萍,董海燕,秦敏,等.上海市孕产妇死亡管理及成效[J].中国妇幼保健,2010,25(12)：1607－1608.

22. 朱丽萍,秦敏,杜莉.上海市产科质量管理督导评估的创新实践[J].中国妇幼保健,2011,26(10)：1453－1454.

23. Avi Yacar Ellencweig. Analyzing Health Systems：a modular approach [M]. London：Oxford University Press,1992：32.

24. Boyd L, Johnson T, Langston A, et al. Pregnancy-associated mortality：New York City, 2006－2010[J]. New York City Department of Health and Mental Hygiene Bureau of Maternal, Infant and Reproductive Health, 2010, 2015：7－17.

25. Handler A, Issel M, Turnock B. A conceptual framework to measure performance of the public health system[J]. Am J Public Health, 2001, 91 (8)：1235－1239.

26. Kalimo J. C. Mortality Statistical Notes for Health Planners [M]. Washington D. C.：National Centre for Health Statistics, Department of Health and Human Services, 1977.

27. Koyuncu A. Public Health Law[M]. Springer Netherlands, 2008：16.

28. Mays G P, Pk H, Miller C A. Assessing the performance of local public health systems: a survey of state health agency efforts[J]. J Public Health ManagPract, 1998, 4(4): 63 - 78.

29. Turnock B J. Public health: What it is and how it works[M]. Burlington: Jones & Bartlett Learning. 2016.

30. WHO. Framework for country action across sectors for health and health equity[EB/OL]. (2014 - 10 - 29)[2019 - 08 - 23]. http://apps. who. int/gb/ebwha/pdf_files/WHA68/A68_17-en. pdf

31. World Health Organization. People's Republic of China health system review[J]. Health systems in transition, 2015, 5(7): 1 - 217.

索引

Index